新装版

B型さんダイエット

血液型ダイエット

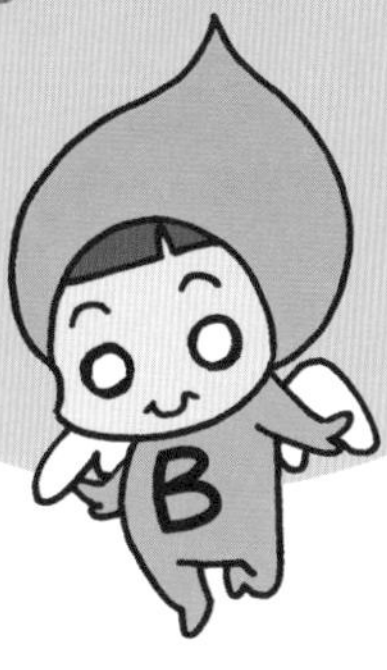

中島旻保 著

B型さんの「あるある！」NGダイエット

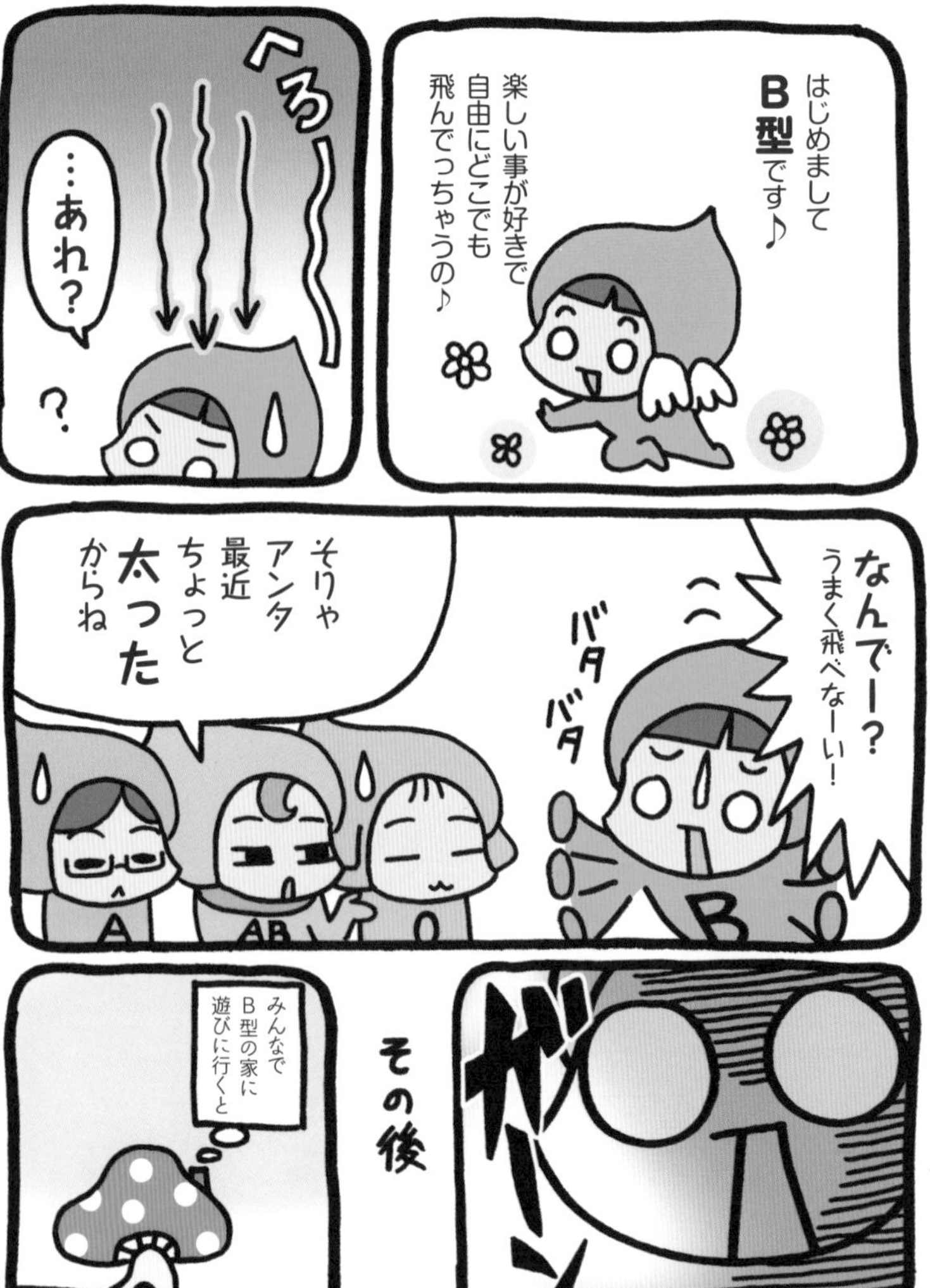
はじめまして
B型です♪
楽しい事が好きで
自由にどこでも
飛んでっちゃうの♪
へろ〜〜
…あれ？
？
なんでー？
うまく飛べなーい！
バタバタ
そりゃ
アンタ
最近
ちょっと
太った
からね
A
AB
O
B
ガーン
その後
みんなで
B型の家に
遊びに行くと

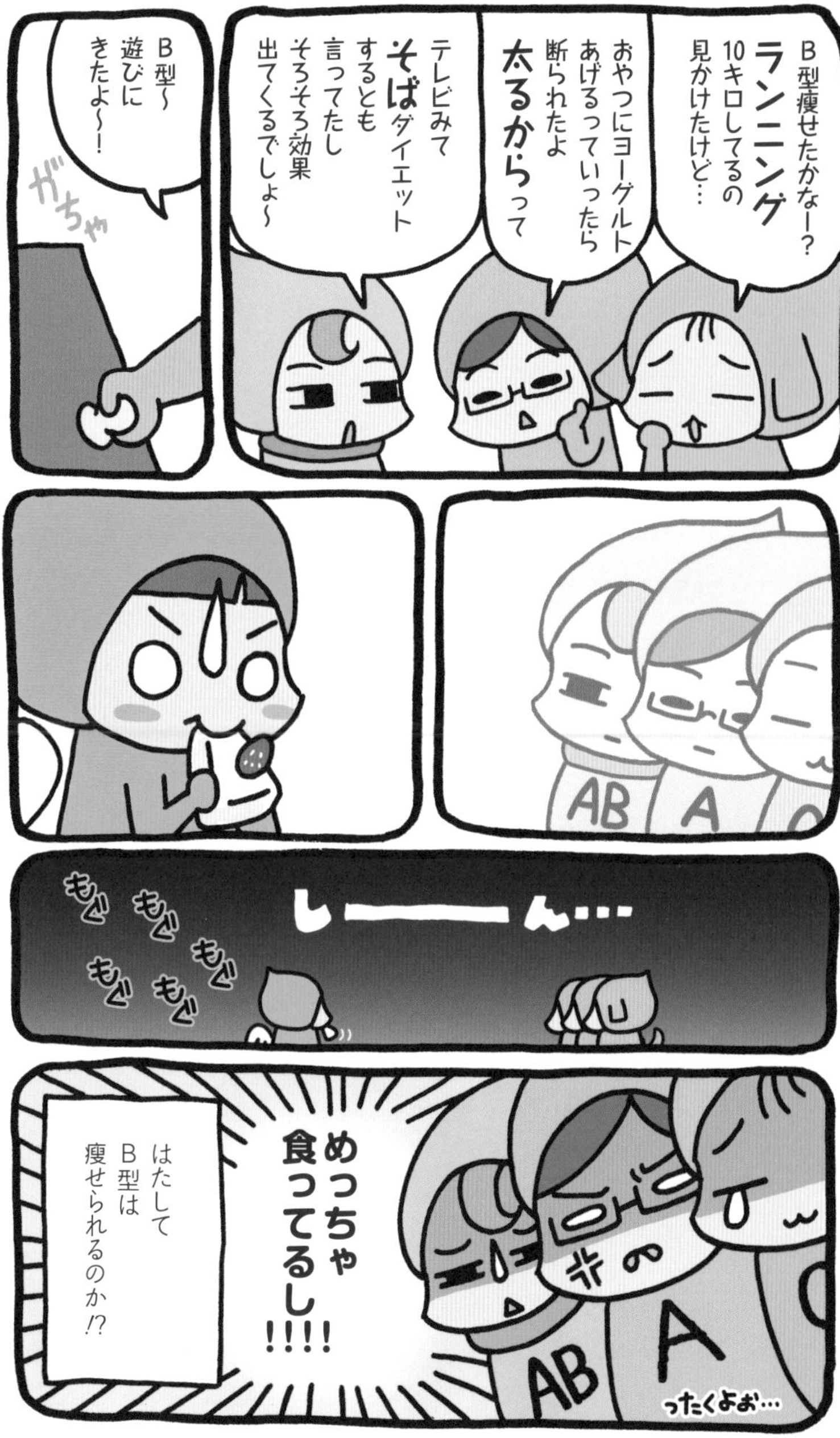
B型痩せたかなー？ランニング10キロしてるの見かけたけど…
おやつにヨーグルトあげるっていったら断られたよ太るからって
テレビみてそばダイエットするとも言ってたしそろそろ効果出てくるでしょ～
B型～遊びにきたよ～！
がちゃ
しーーーん…
もぐ もぐ もぐ もぐ もぐ
めっちゃ食ってるし!!!!
ったくよぉ…
はたしてB型は痩せられるのか!?

血液型ダイエット

Contents B型さんダイエット

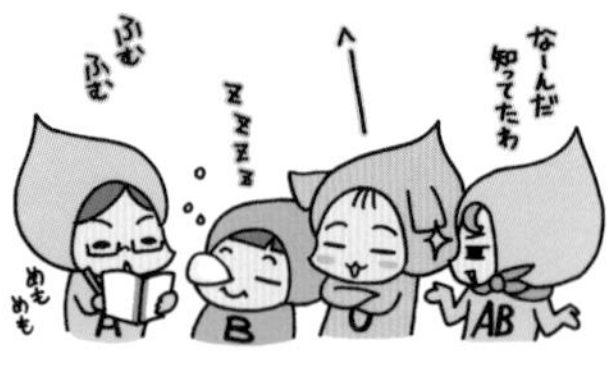

なーんだ 知ってたわ
へー
ふむ ふむ
めも めも
A
B
O
AB

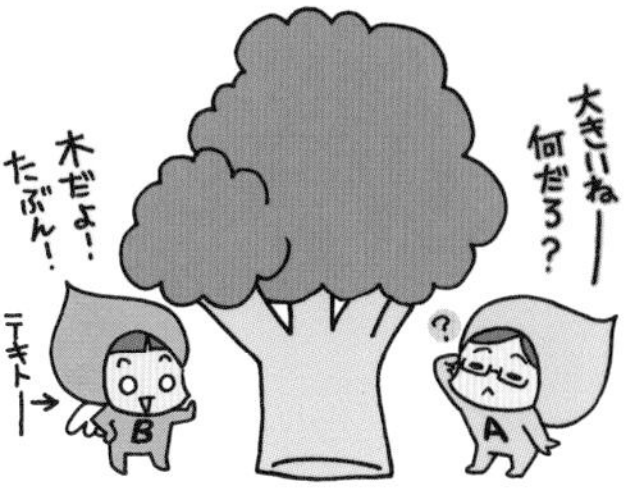
大きいねー
何だろ？
木だよ…
たぶん…
テキトー

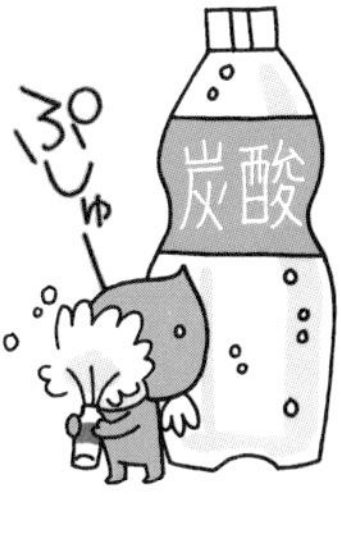
ぷしゅ
炭酸

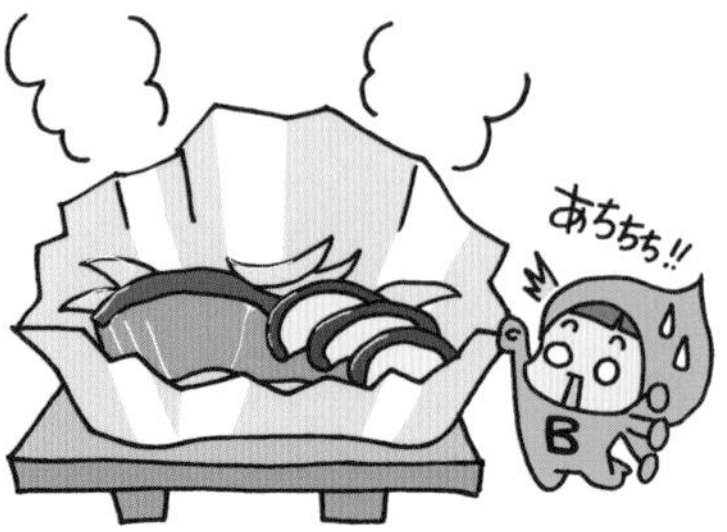
あちちち!!

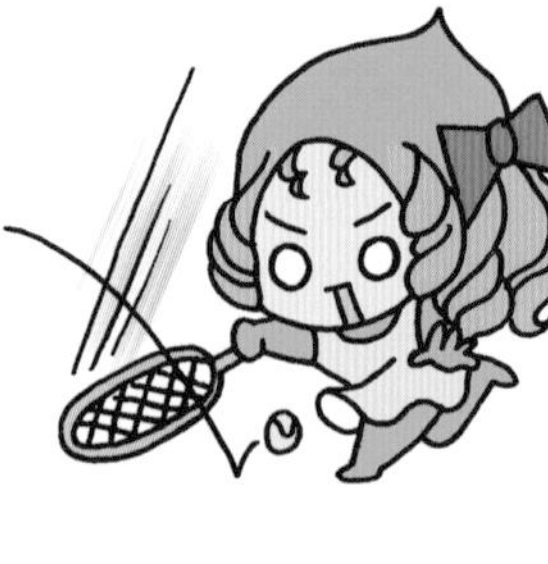

第1章

血液型と体の意外な関係

誰もがもつA、B、O、ABの4つの血液型。実はダイエットのカギを握るのがこの“血液型”です。健康で魅力的な体をつくる「血液型ダイエット」。まずはその理論を解説します。

理論 1

血液型が決めるのは性格だけじゃない！

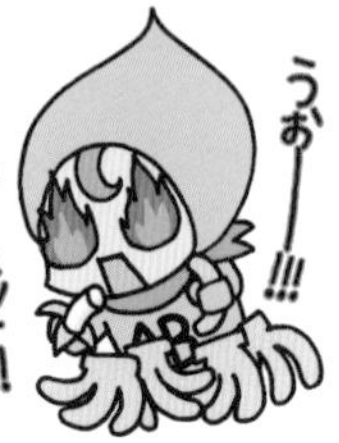
うぉーー!!!
バナナダイエット!!

痩せられないのは、血液型のせいかも！

「あの人は私よりずっとたくさん食べてるのに、なぜ太らないの？」

「テレビで話題の○○ダイエット、私にはあまり効果がないのはどうして？」

そんなふうに疑問に思ったことはありませんか？

同じ量、同じものを食べても太る人と太らない人がいます。○○ダイエットを実践しても、痩せられる人と痩せられない人がいます。このような差はどうして出るのでしょうか？

それは、人間がそれぞれの体質をもっているからです。

Aさんは肉を食べるとすぐお腹に脂肪がついてしまう。でも、Bさんは肉を食べると代謝が上がり、体調もよくなる。そういうケースは珍しくありません。体質が違えば、ダイエット方法も同じというわけにはいかないのです。

「じゃあ、自分の体質はどうやって知ればいいの？」

そのカギとなるのは〝血液〟です。

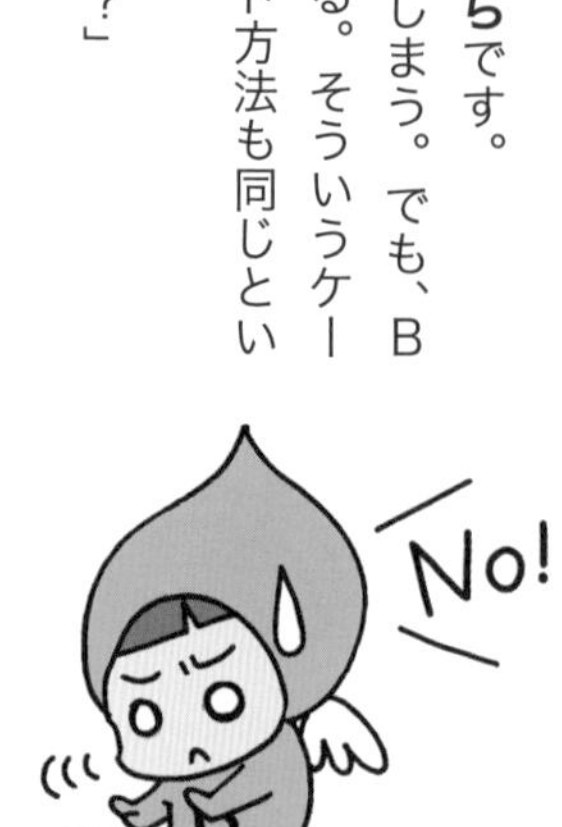
No!
ヨーグルト

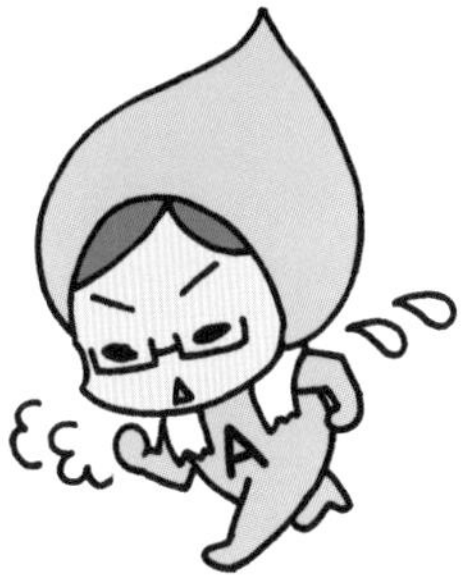

人は血液の流れによって生かされています。全身に酸素と栄養素を運んで健康体の源となる血液こそが、その人の体質を決めているのです。しかし、血液検査をして、すべての食材に対して自分の適性を調べようと思っても莫大な費用がかかるでしょう。まして、ダイエットのために血液検査をするのは、現実的とは言えません。

そこで、注目すべきは〝**血液型**〟です。

アメリカでは、以前から血液型による体質の分別法が広く研究されています。A型の人は何を食べると太りやすいのか、何を食べると太りにくいのか？　B型の人は？　O型の人は？　AB型の人は…？

本書の「血液型ダイエット」は、こうした研究結果に基づいて確立された食事療法を日本人向けに改良したものです。無理に食べたいものをがまんしたり、食べる量を減らしたりする必要はありません。**なるべく自分の血液型に合った食材を選ぶようにし、バランスのよい食生活を心がけるだけでいい**のです。

このダイエット法を実践すれば、あなたは少しずつ「健康的」で「引き締まった」体に変わっていきます。そして、「いつのまにか」「勝手に」体重が減っていることに気づくでしょう。

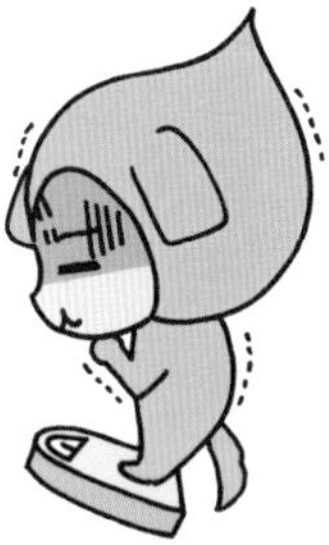

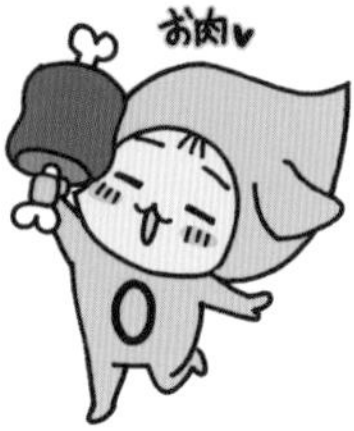

無理しないから続けられる！ 血液型ダイエット

ダイエットをしようと考える人の多くは、まず食べる「量」を気にします。しかし、ダイエットにおいて本当に大切なのは「量」よりも「質」、つまり何を食べるかということです。

本書で解説する「血液型ダイエット」では食材を選んで食べることで、体をより健康にしていくことを目指します。そうすることで、**体を内側から活性化し、体がもっている本来の力で自然に代謝を高めていく**のです。その結果、無理に食べたいものをがまんしたり、食べる量を減らす必要もなく自然に痩せることができ、リバウンドの心配もありません。

「これまでどんな苦労をしてもダメだったのに、無理せず痩せられるなんて信じられない」と思う人もいるかもしれません。食事制限をして極端に摂取カロリーを落とす「食べないダイエット法」は、リバウンドをする可能性が非常に高いものです。しかし、体質を根本から整えていくことを目指す「血液型ダイエット」なら、約1週間、少なくとも1ヶ月もすれば、食事の量を減らさなくても、体重としても体のラインの変化としても、効果が表れてきます。

また、ダイエットにおいて体重やBMI（肥満指数）などの数値ばかりを気にする人もいます。しかし、人はそれぞれ顔が違うよう

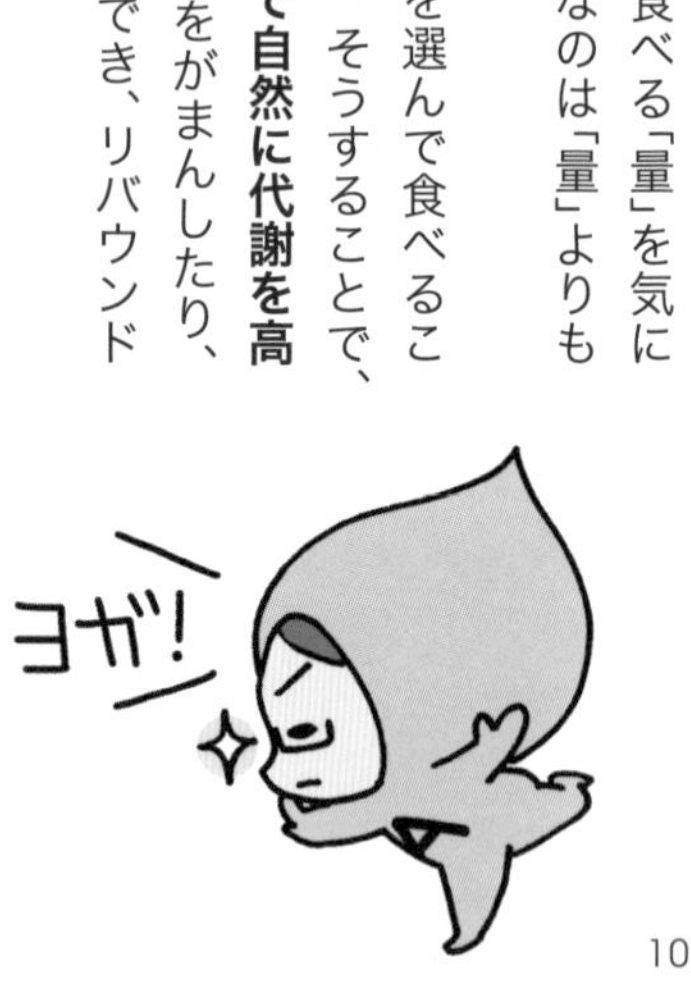

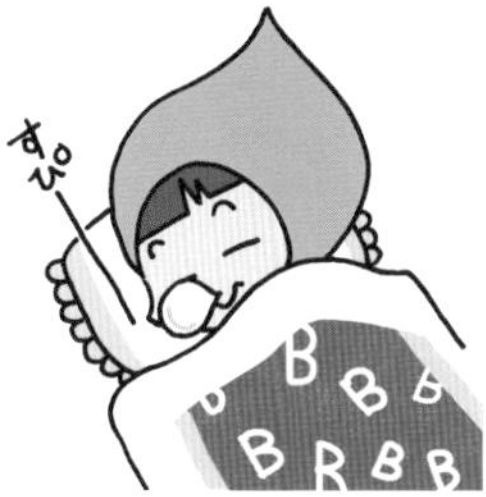

に、脂肪や筋肉の割合、骨密度も違います。数値はあくまであなたの体の状態を示すひとつの指標に過ぎません。

　では、何を目標にダイエットをすればよいのでしょう？

それは**あなたの体の「見た目」**です。

　食生活の中でいろいろなことが間違っていれば、二の腕やお腹がダブついて太っていたり、肉と皮が骨にぶら下がっただけのように痩せていたり、体の形がいびつな状態になっているでしょう。運動せずに食事制限だけで痩せた場合、ＢＭＩでは痩せ型の部類に入っていたとしても、体の形は理想とはほど遠いということになります。

　つまり、自分の体を知るには、数値よりも「見た目」が最良の方法と言えるのです。

　「血液型ダイエット」には、これだけ食べていればよいというものや、逆にこれは絶対に食べてはいけないというものはありません。自分の血液型に合った食材を中心にバランスのよい「質」の高い食生活を実践するだけで、自然と体を引き締めていくことができます。その結果、自分が満足できる理想的な体型に近づくことができるでしょう。

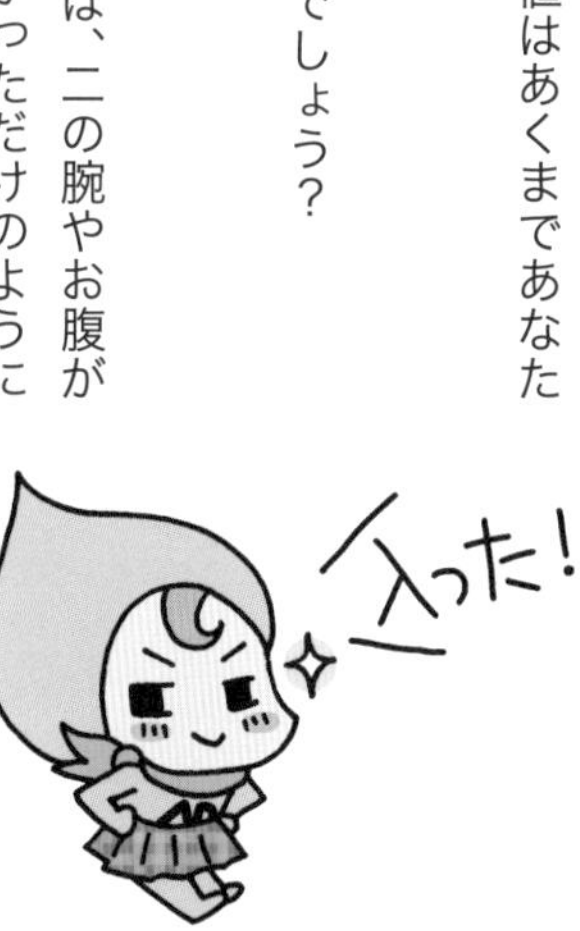

血液型のルーツにあった！

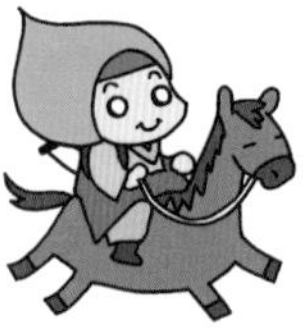

遊牧民族

約15000年前に誕生。馬に乗って移動しつつ生活し、主に保存食を食べた民族。

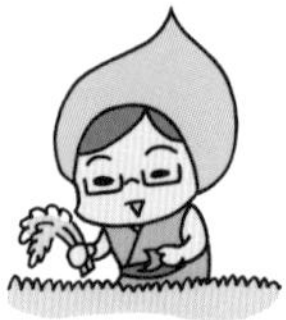

農耕民族

約20000年前に誕生。農耕を始めて、穀物や農産物を食べた民族。

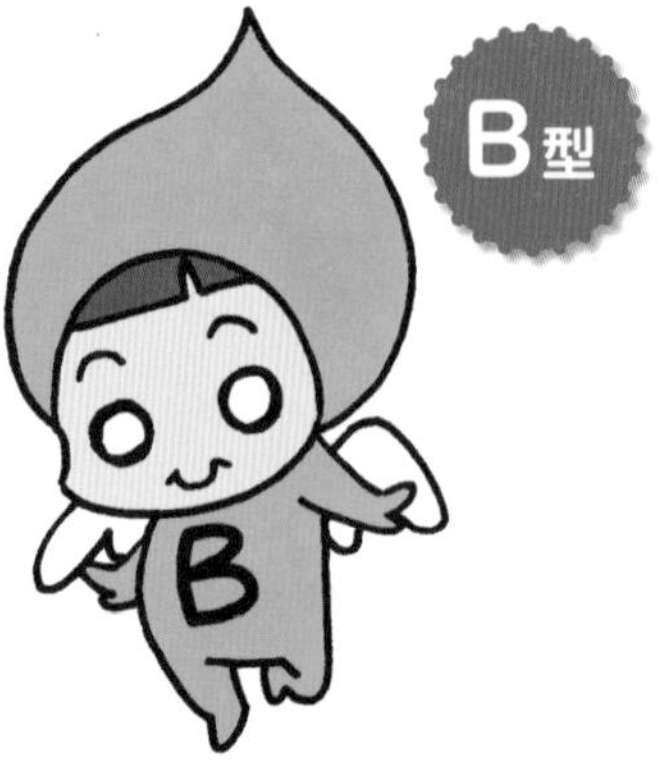

羊肉や乳製品が合う体質

遊牧民族の性質を受け継いでいるので、羊肉や牛乳、ヨーグルトといった乳製品が体に合っている。他の血液型と比べて環境の変化に強く、体が丈夫。

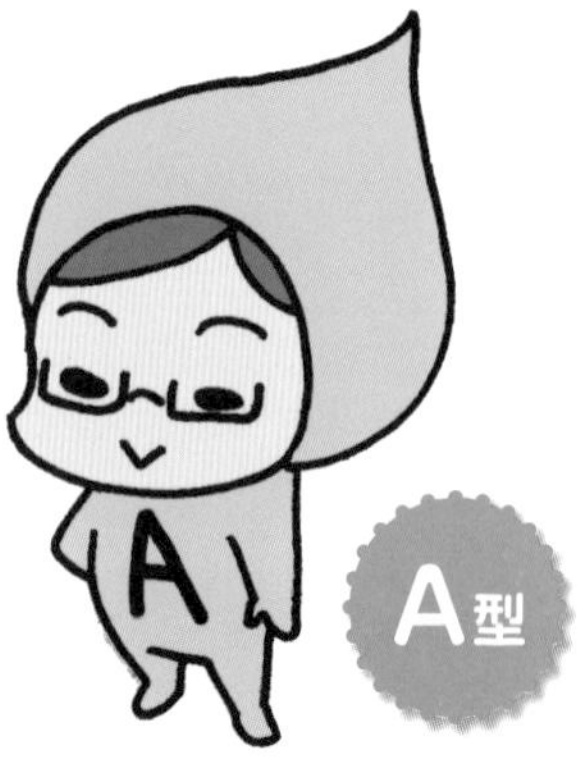

野菜や米に適した体質

日本人の中で一番多い血液型。農耕民族の性質をもっているので、植物性の食べ物と相性がよい。肉よりも野菜、小麦よりも米が合う。

地球上で最初に生まれたのはO型

人間の血液型は大きくA、B、O、ABに分類できます。4つの血液型は、人類の進化と深い関わりがあるのです。

世界で最も多い血液型と言われているのはO型。約40000年前、アフリカ大陸に現在の人類のルーツと言われるクロマニヨン人が現れました。

彼らのほとんどはO型だったと考えられ、「狩猟民族」である彼らは肉を食べて生活していました。

紀元前25000年から15000年頃には、アジアから中東の地域にA型の「農耕民族」が生まれました。彼らは穀物や農産物に対する耐性をもち、

ダイエットのヒントは

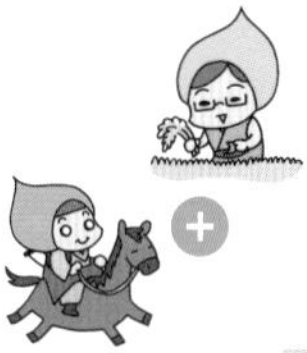

混合民族

約1000年前、A型とB型の混血として現れた比較的新しいタイプの民族。

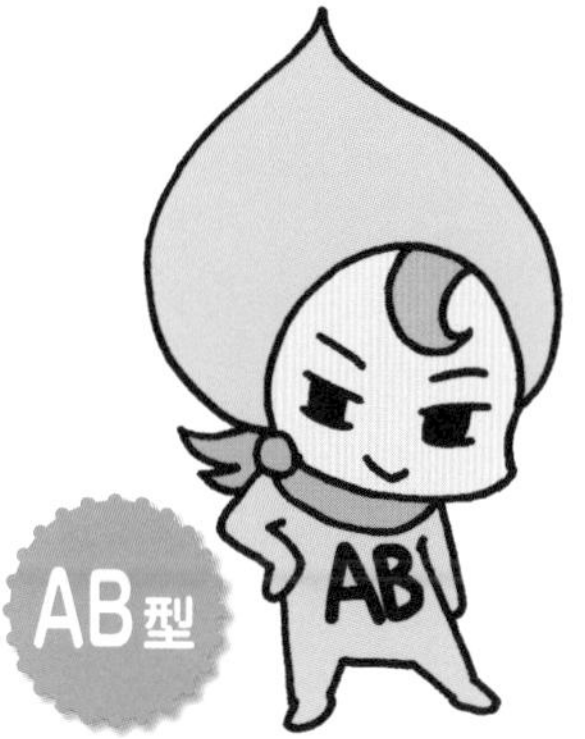

農耕＋遊牧民族の体質

世界で一番少なく、一番新しい血液型。A型とB型、両方の性質を受け継いでおり、食生活の変化にも臨機応変に対応できるという特徴がある。

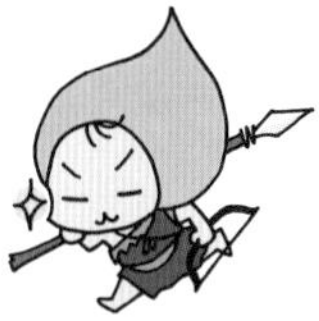

狩猟民族

約40000年前に誕生した最初の人類。獣を狩って食べていた民族。

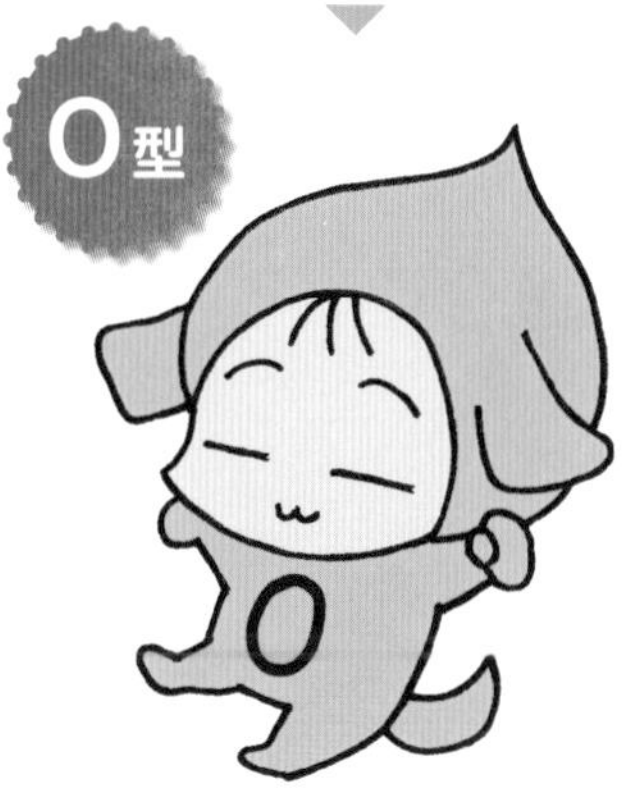

肉を食べても太らない体質

世界で一番多い血液型。狩猟民族は雑菌やウイルスなどが発生しやすい肉に対して耐性をもっていたため、O型は肉を食べても太りにくい。

狩猟時代とは異なる消化器官、免疫系をもつ民族として発展したのです。

　そして紀元前15000年から10000年頃、現在のパキスタンやインド周辺のヒマラヤ山岳地帯でB型の遊牧民族が誕生。彼らは家畜の干し肉や乳製品など保存食からタンパク質をとる体質となっていきました。

　最後に現れたのがAB型です。AB型が世界的に見ても5%以下と非常に少ないのは、1000年から1200年ほど前までは存在しなかった、比較的新しい血液型だからと言われています。A型とB型の混血によって誕生したAB型は「混合民族」。A型とB型両方の特徴を受け継いだ、バランスのいい血液型と言えます。

理論

2

血液型ごとに合う・合わない食べ物がある

同じものを食べても、太らない血液型がある

４つの血液型にはそれぞれの性質があり、相性が合う成分と合わない成分があります。「体にいい」「痩せる」と思って、**自分の血液型にとって合わない「毒」となる食べ物を毎日食べてしまうと、体のバランスは崩れます。**

「食物アレルギー」は、本来は害がない食べ物に、体が過剰に反応することで起こると言われています。人の体は一度「異物」と判断すると、思いも寄らぬ反応を引き起こしてしまうことがあるのです。

実はこれと同じことが、血液型ごとに異なる私たちそれぞれの体にも起こっています。たとえ同じ食材であっても、ある血液型にとっては体の「栄養」となり、ある血液型にとっては危険な「毒」となることがあり得るのです。そして、知らないうちに食べている「毒」は私たちの気づかない間に体に蓄積され、過剰摂取されてしまう危険性があります。つまり、**自分の血液型にとって何が「栄養」となり「毒」となるのか？　それを知っておくことが、食生活とダイエットのうえで非常に大事なこと**だと言えるのです。

話題のダイエットが万人に効くとは限らない？

「○○さえ食べれば痩せる」と説く単品ダイエットは世の中に数多くあります。しかし、「○○を食べていたらかえって太った」「食べ過ぎて下痢をしてしまった」という人もいます。それは血液型によって「栄養」にもなり「毒」にもなる食材だからです。自分の体質に合わない単品ダイエットを続けると、かえって体に悪い影響を及ぼす場合があるので十分注意が必要です。

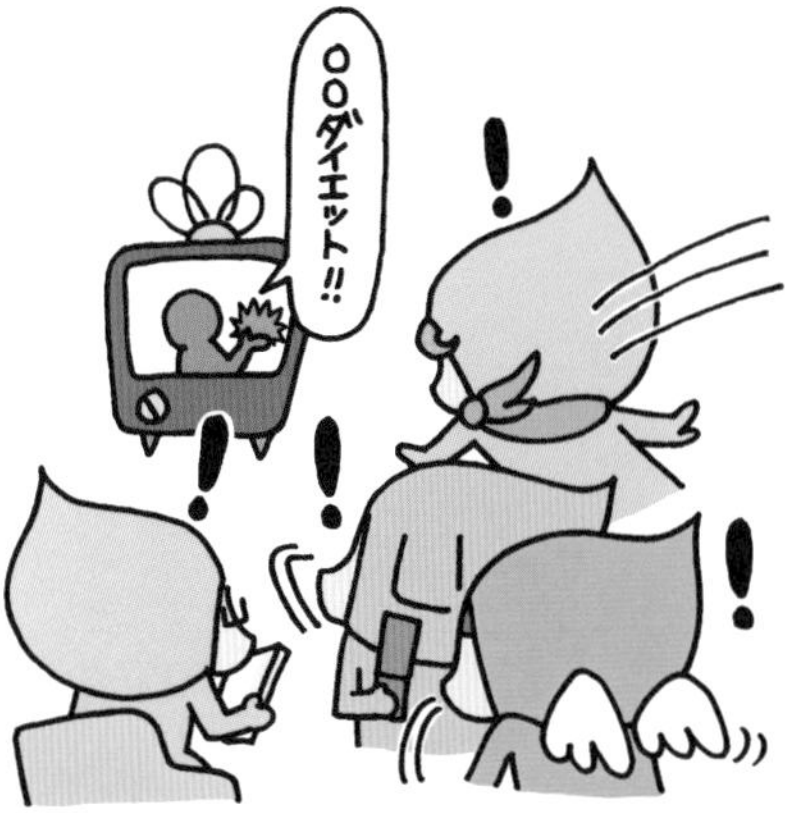
○○ダイエット!!

同じダイエットをしても…

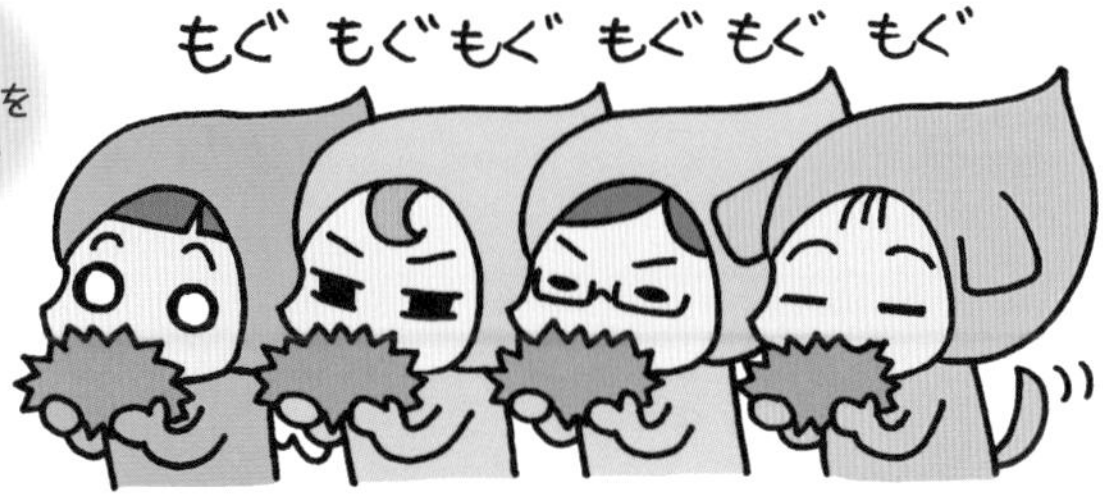
もぐ もぐもぐ もぐ もぐ もぐ

痩せる人がいる一方で効果がない人も

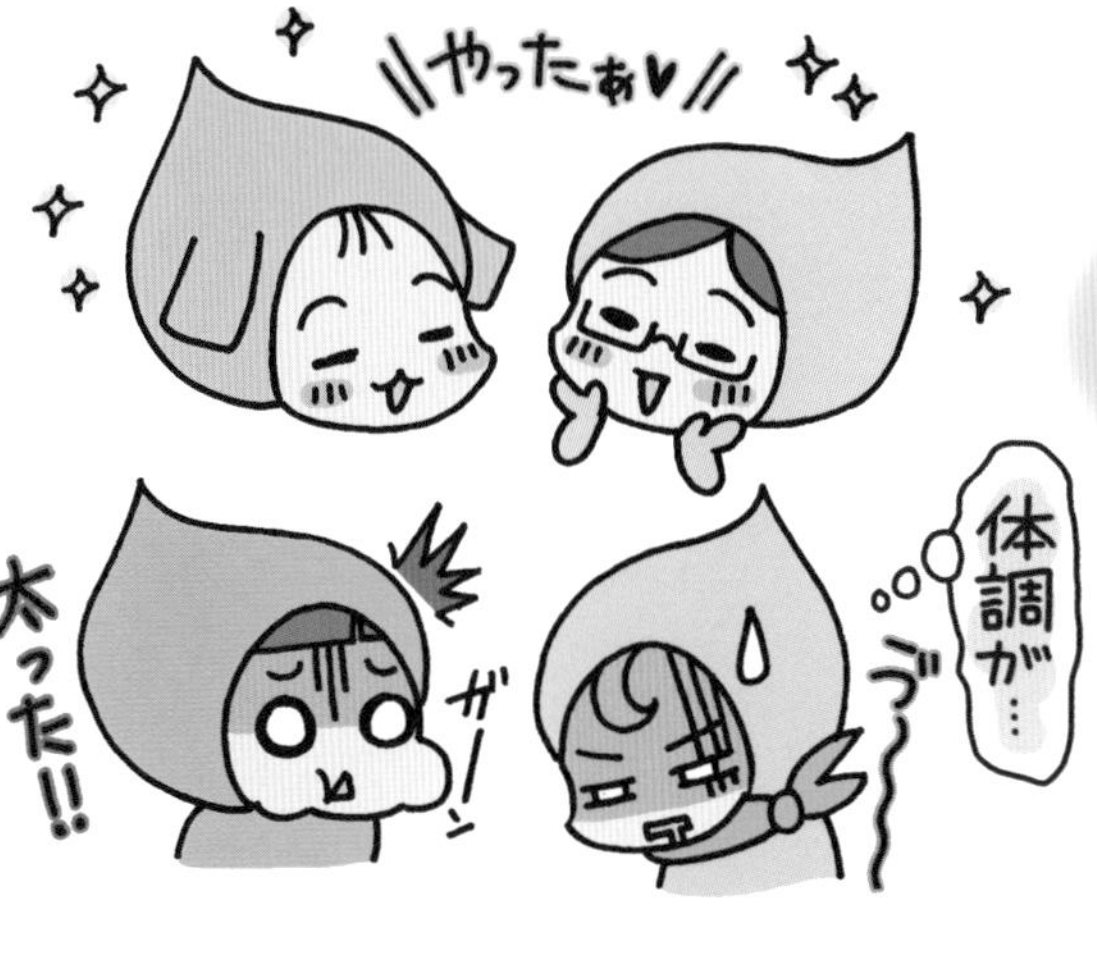
やったぁ♥
太った!!
ガーン
体調が…
ゔ〜

カギを握るのは、食物に含まれる“レクチン”

食材が「栄養」となるか「毒」となるか、血液型との相性を決めるのは、**食べ物に含まれるレクチンというタンパク質**です。

レクチンは1888年、ひまし油などの原料にもなるヒマの実から発見されました。ヒマの実から抽出した成分と血液を混ぜると、レクチンが糊《のり》のような役割をし、赤血球と赤血球をくっつけることで血液が凝集してしまうことがわかったのです。さらに研究が進むと、**この血液の凝集反応はそれぞれの血液型によって起こる場合と起こらない場合があることも判明**しました。

レクチンはほとんどの食べ物に含まれ、いくつかの種類があります。その中で、自分の血液型と合わない「毒」となるレクチンを多く摂取してしまうと、血液中で赤血球同士が結びつけられて凝集を起こすため、血液がドロドロになります。すると脂肪がたまりやすくなったり、むくみ、疲れなど体の不調を引き起こす原因となります。また、血液中の中性脂肪、悪玉コレステロールなどが増え過ぎて血液の流れが滞ると、ひどいときには血管の壁に脂肪がこびりついたような状態となる「脂質異常症」となり、動脈硬化などを引き起こすこともあります。

自分の血液型に合ったレクチンをとって血液がきれいになれば、細胞は体のすみずみまで自分の体に合った栄養素で満たされます。すると体が引き締まり、お肌もきれいになっていくのです。

血液型ごとに合う・合わないレクチンが！

合わないレクチンは太る元凶になる

例えばバナナのレクチンはB型の体質に合いますが、A型やAB型には合いません。鶏肉のレクチンはA型には合いますが、B型には合わず、コーヒーのレクチンはA、AB型には合い、O型にはNG。体質に合うレクチンを含む食材は体の代謝を上げるので太りにくく、合わないレクチンを含む食材は、体の機能を妨げ、太る原因となります。

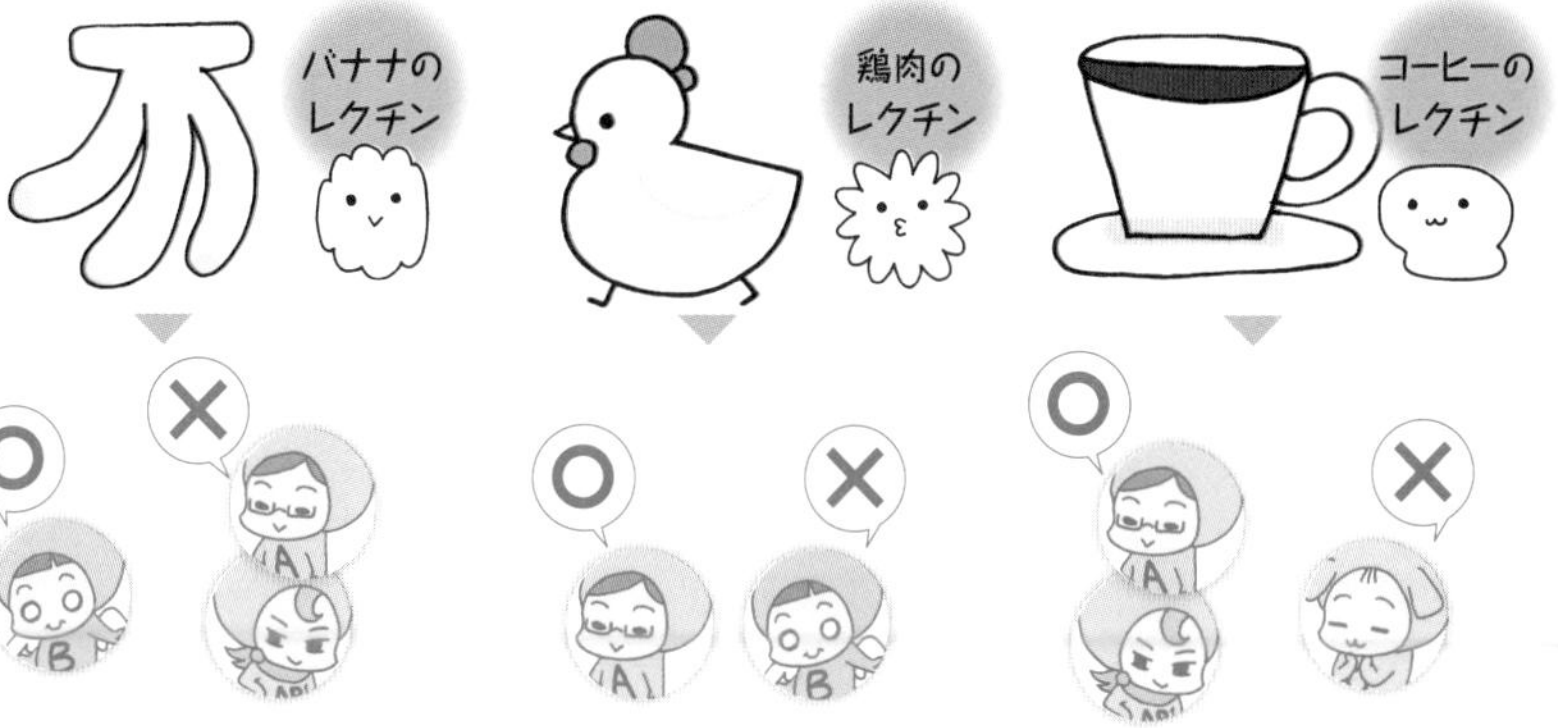

体質に合わない食べ物も2～3割食べてよい

基本的に体質に合わない食べ物も、普段から適度にとる分には問題ありません。例えば、「合うもの」を普段5食べているのであれば、1か2増やして食べ、「合わないもの」を5食べていたら、1か2減らして食べるとよいでしょう。1週間の中で「合うもの」「合わないもの」を7対3か8対2くらいの割合でとるようにイメージしてください。

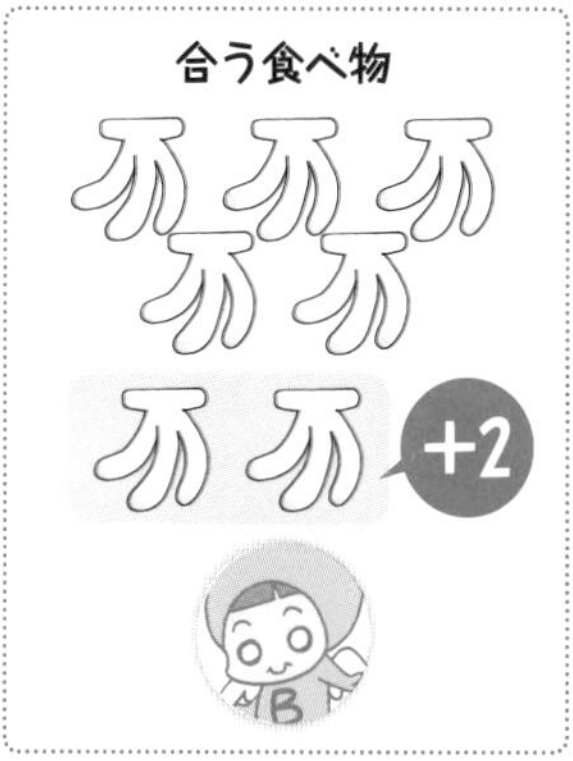

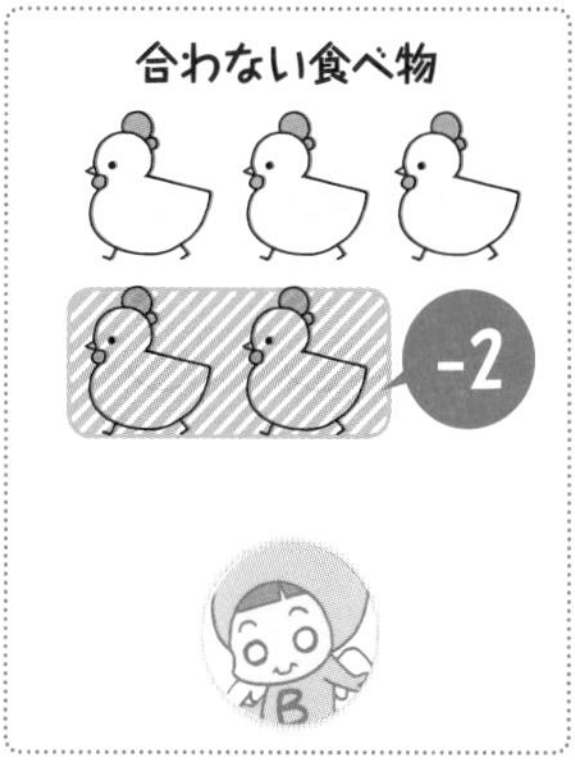

詳しくはP28から！

理論 3

そのエクササイズ、実は合っていないかも？

血液型の"性質"を見極め効率的に痩せる

体質に合う食生活を続けていけば、自然と血液の質が高まるため、次第に血流がよくなり、体中の細胞が活性化されて、余計な脂肪が排出されます。これに加えて、運動を取り入れるとさらにダイエットの効果が倍増します。

世間にはダイエットに効くとされる〝○○エクササイズ〟といったものがたくさんあふれています。テレビで大々的に紹介され、タレントがそのエクササイズで痩せたとアピールしていたとしても、その方法が誰にも効果てきめんとは限りません。バランスのとれたきれいで健康的な体をつくるためには、体質に合う食べ物を選ぶと同時に、**自分の血液型に適した運動を取り入れることが大切**です。

なぜなら血液型の性質によって運動にも向き不向きがあるからです。A型ならゆったりとした運動、B型なら心と体に効くスポーツ、O型ならハードなトレーニング、AB型ならリラックスできる有酸素運動が特に有効です。食事だけでなく、ぜひ自分の血液型に合うエクササイズを実践してみてください。

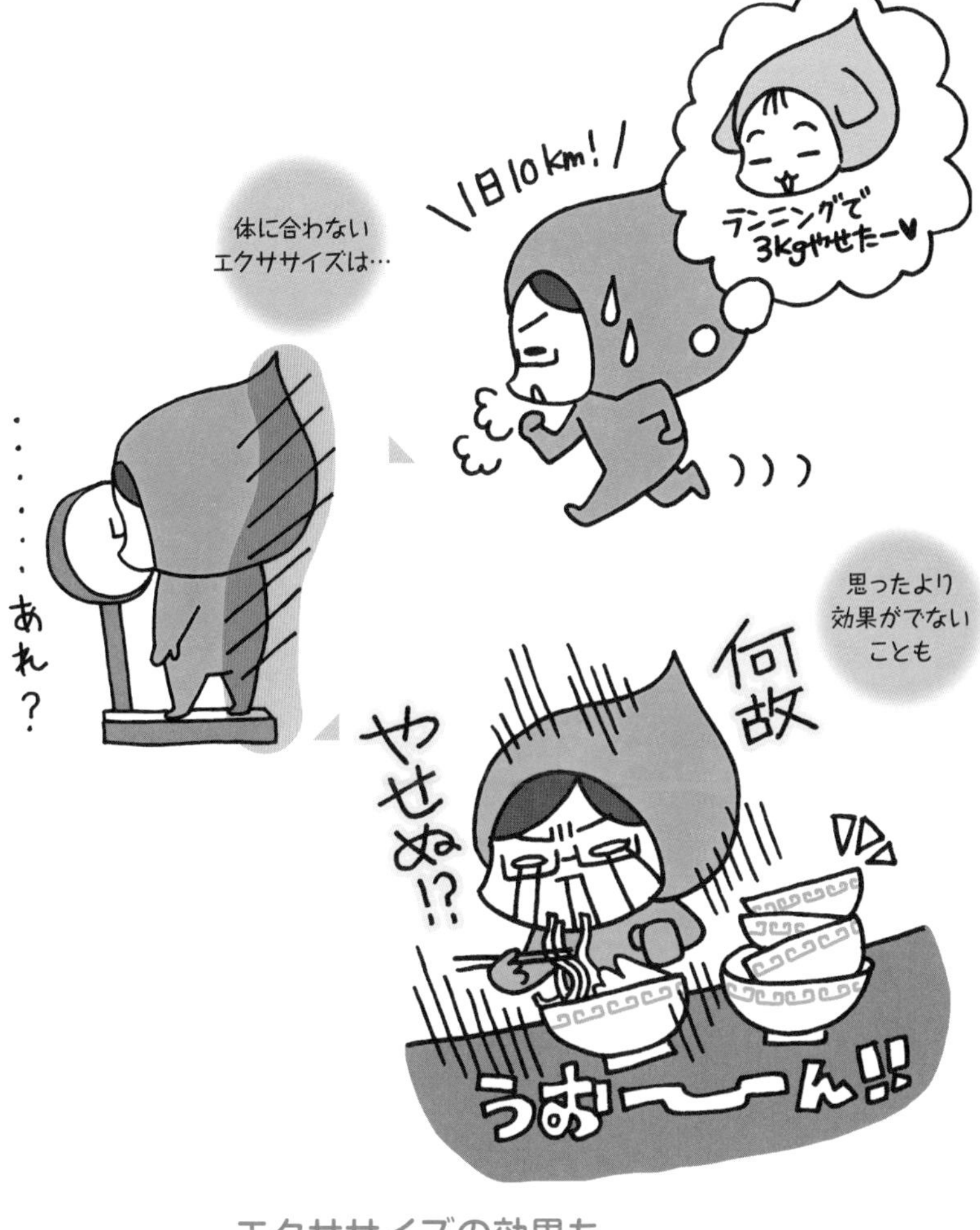
体に合わない
エクササイズは…
1日10km!
ランニングで
3kgやせたー♥
……あれ?
思ったより
効果がでない
ことも
何故
やせぬ!?
うぉーーーん!!

エクササイズの効果も血液型によって異なる

詳しくはP72から!

例えば、A型の人が毎朝、何キロもジョギングする激しいトレーニングをしても、成果が出ないことがあります。なぜなら、「農耕民族」のA型は胃腸が繊細で体にストレスがたまりやすく、性格も真面目で頑張り過ぎてしまう傾向があるので、ハードな運動ではかえって体に負担をかけてしまうことになるからです。同様に他の血液型についても合う・合わないエクササイズがあります。

「血液型ダイエット」のメリット

1　食べていい食材がたくさんあるので挫折なし！

▶好きなものがまったく食べられない、いくら続けても苦しいばかりとなると、ダイエットは長続きしないもの。「血液型ダイエット」には絶対に食べてはいけないものはありません。いろんなものを食べて食事を楽しむことができるので、挫折せずに続けられます。

2　体重が減るだけでなく理想のスタイルになれる！

▶食事の量を減らすだけのダイエット法では、体重は減ってもバランスのよい美しいボディラインになれるとは限りません。体の中から代謝を促していく「血液型ダイエット」なら、体のラインも引き締まり、理想のスタイルに近づけます。

3　バランスのとれた食生活で心も体も健康になれる！

▶少しくらい体に悪いものを食べてしまっても、その後に何日か体によいものを中心に食べていけばOK！ 毎日の食生活の内容をバランスよく改善していくことによって、心も体も自然と気持ちよく、健康的になっていきます。

4　無理なく痩せられるのでリバウンドなし！

▶「血液型ダイエット」では食べたいものを無理にがまんする必要がないのでストレスもなく、無理せず痩せられます。ただ摂取カロリーを減らすダイエットと違い、反動でかえって食べ過ぎてしまうということがないので、リバウンドの心配もありません。

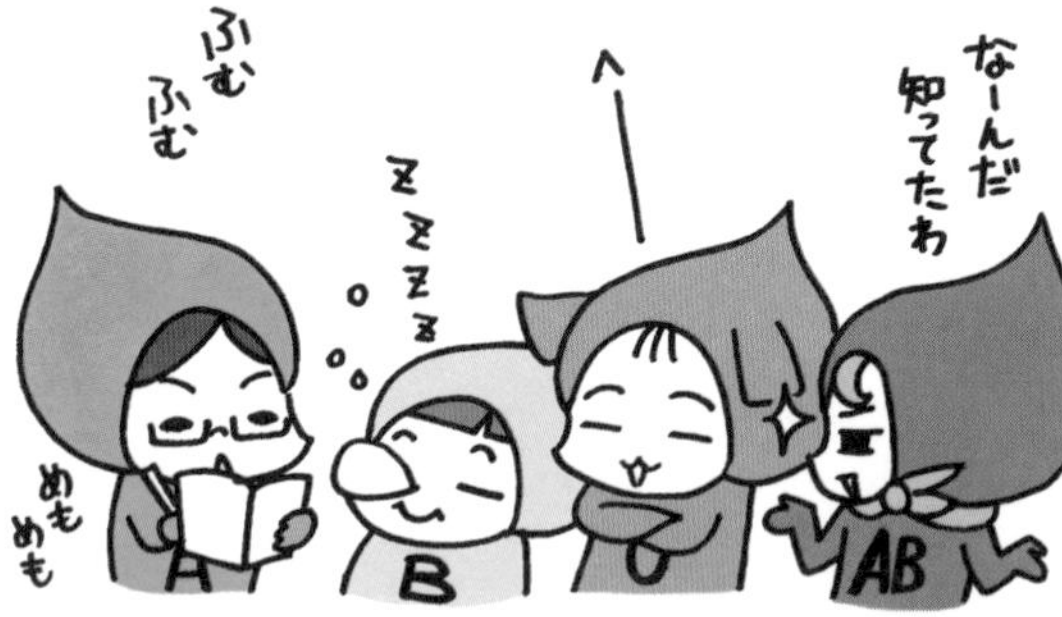
ふむふむ
めもめも
zzzz
へー
なーんだ知ってたわ
A
B
AB

第2章

B型さんの基礎知識

異なる先祖をもつA、B、O、AB型は、基本となる体質や性質にも違いがあります。ダイエットをより効率的に行うために、まずは自分の体やマインドの特徴を押さえましょう。

check!! B型さんをざっくり分析

遊牧民族系のB型は、自由奔放で独立心が強いタイプ。
羊肉やヨーグルト、チーズとの相性がばっちり。
ダイエット成功のポイントは、ずばり「乳製品」です。

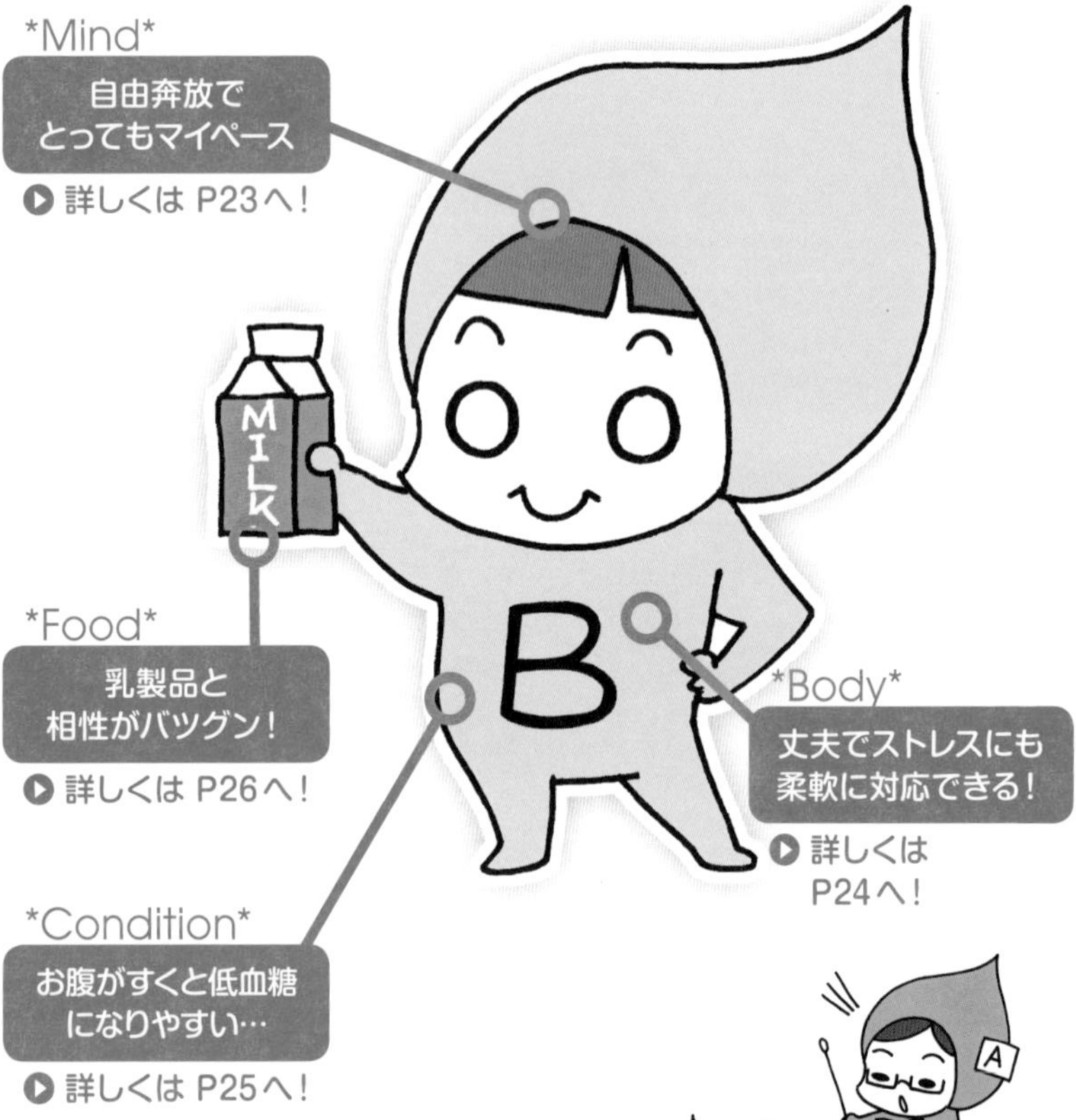
Mind
自由奔放でとってもマイペース
詳しくは P23へ!
MILK
B
Food
乳製品と相性がバツグン!
詳しくは P26へ!
Body
丈夫でストレスにも柔軟に対応できる!
詳しくは P24へ!
Condition
お腹がすくと低血糖になりやすい…
詳しくは P25へ!

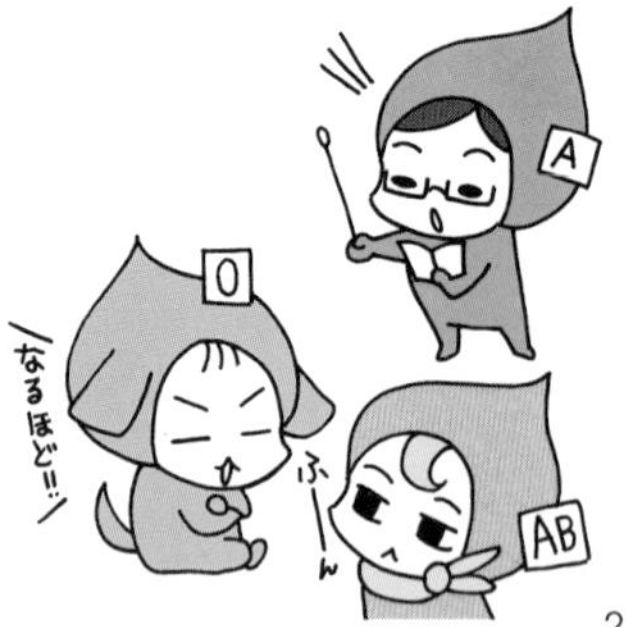
A
O
なるほど!!
ふーん
AB

B型さんってこんな人

まずは自分の血液型の性格や体の特徴や体調、マインドを改めて振り返ってみましょう。思い当たる項目をチェック！

Q B型さんってどんな性格？

▶我が道を行く自由人！ A

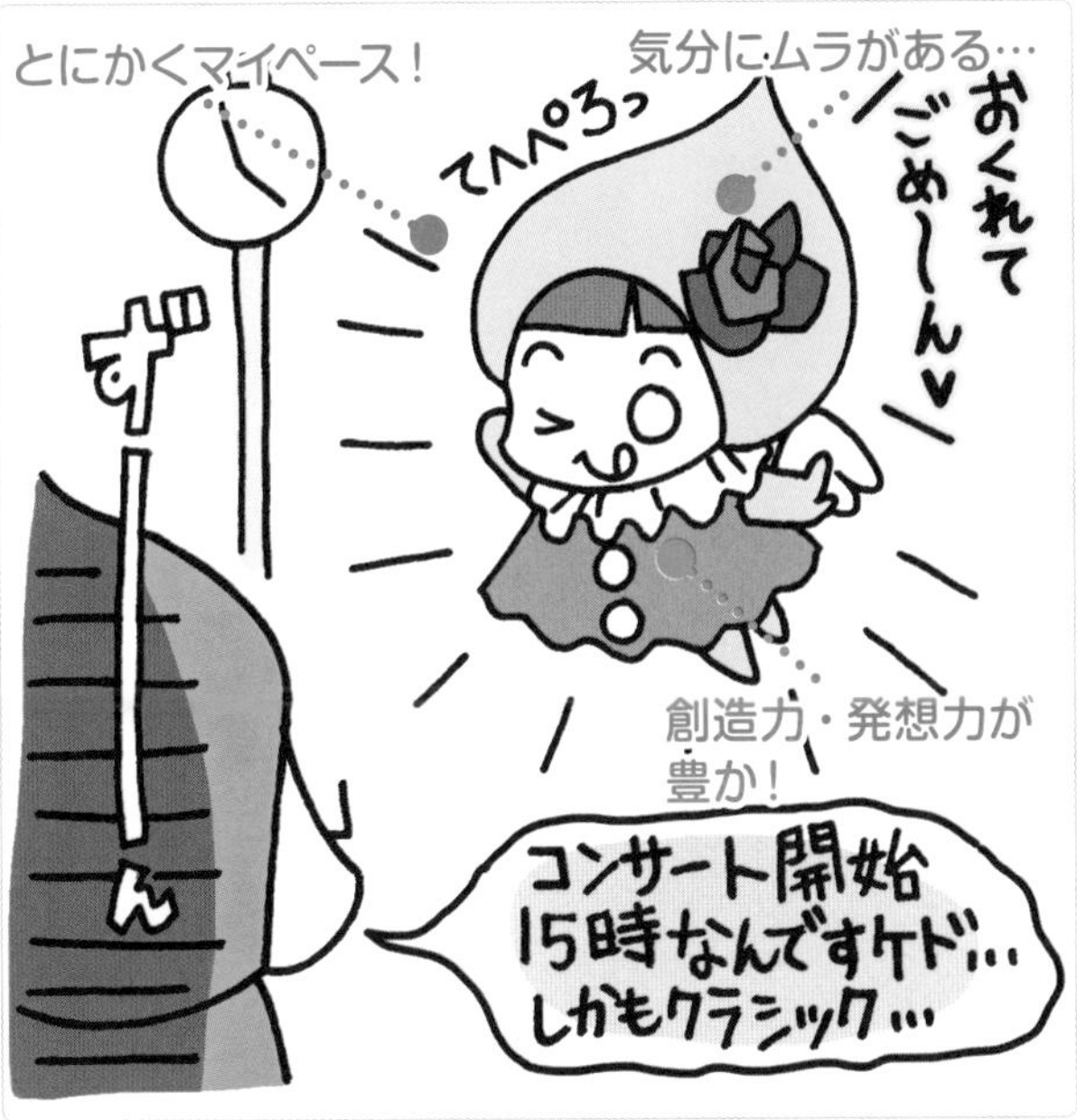
とにかくマイペース！
気分にムラがある…
てへぺろっ
おくれてごめ〜ん♥
創造力・発想力が豊か！
ずーん
コンサート開始15時なんですケド…しかもクラシック…

自由でアイディア豊富　周囲を気にしない性格

遊牧民族を先祖にもつB型は独立心が強くマイペース。どんな環境にも適応できる柔軟性があります。同時に、ルールや枠にとらわれることを嫌い、自由な発想力を発揮できます。

一方、気分にムラがあり、気持ちが元気なときと落ち込んでいるときで、両極端なのがB型の特徴。基本的には楽観的で、世間のことには無関心なので、周囲のことは気にせず、自分の創造力を活かして好きなことをやっていくタイプです。

B型さんの体の特徴は？

こまめな栄養補給で体調がアップ！

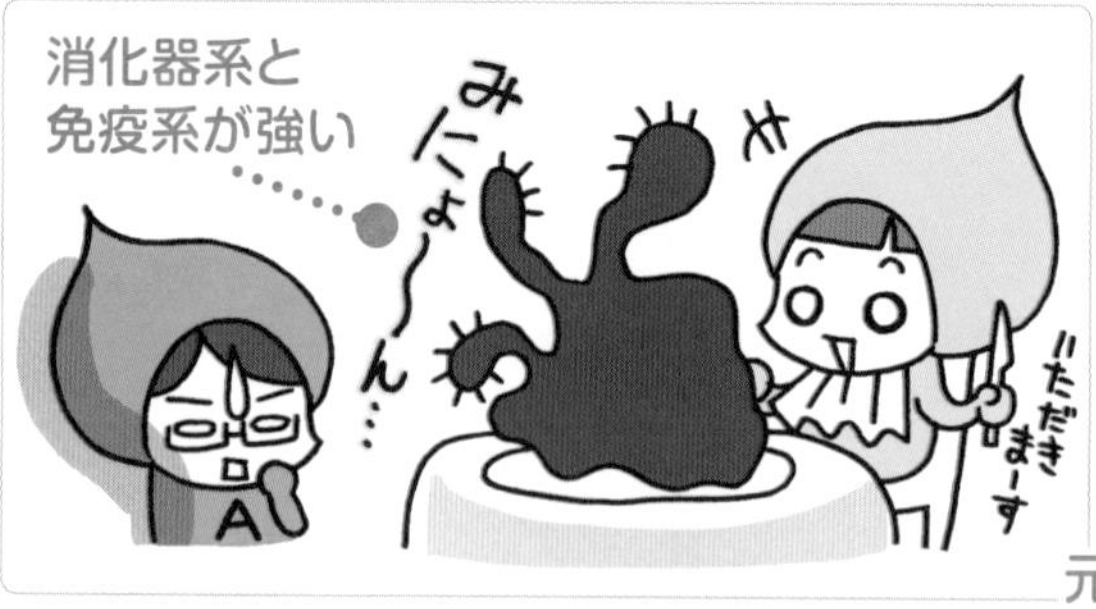
消化器系と
免疫系が強い
みにょ〜ん…
も
いただきまーす
A

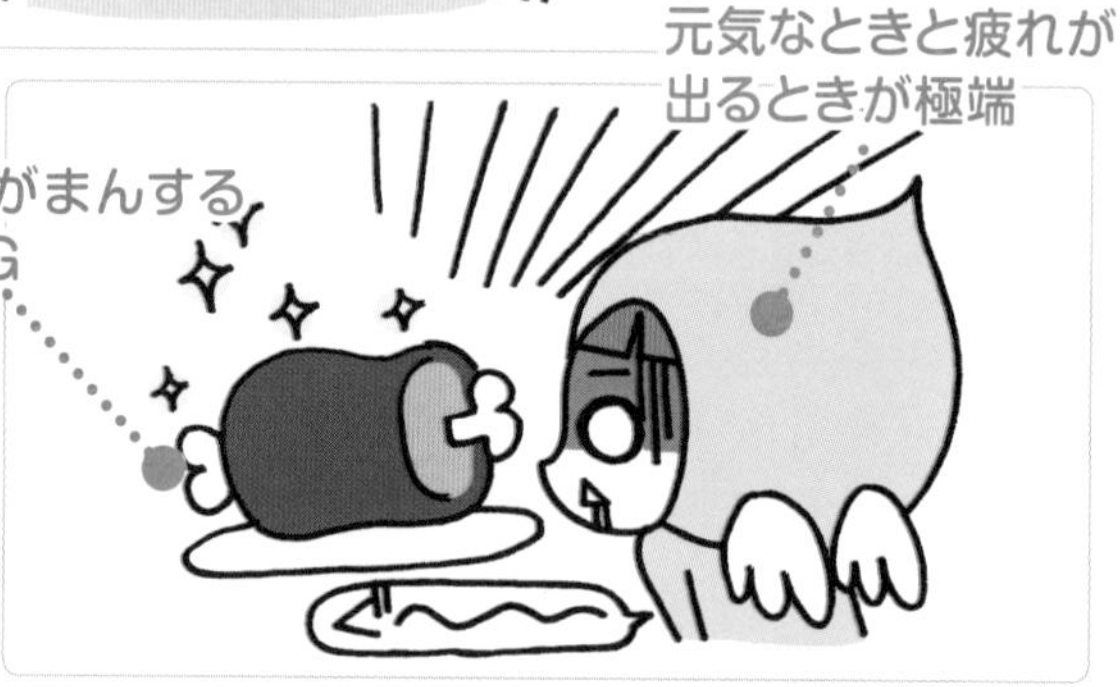
元気なときと疲れが
出るときが極端
空腹をがまんする
のはNG

遊牧民族系のB型はバランスがいい

B型は、体質的にも遊牧民族の性質を受け継いでいます。乳製品、羊肉、野菜などを食べて力をつけてきた影響が見られるのが大きな特徴です。また、比較的体が丈夫で環境の変化にも強く、消化管も異物に対して耐性をもっています。柔軟な性格からストレスも受けにくいというのも特徴です。

ただし、B型は体質的に空腹をがまんしたり、体に合わないレクチンをとってしまうと、急激に低血糖になることがあります。空腹の状態をがまんすることは、B型の体にとって大きな負担。こまめな栄養補給を心がけたほうがよいでしょう。

Q B型さんが特に気をつけたい不調は?

▶ むくみやすい特徴アリ 免疫系の病気には要注意 A

こんな病気になりやすい!

- インフルエンザ
- うつ病
- 低血糖症
- 多発性硬化症
- 慢性疲労症候群

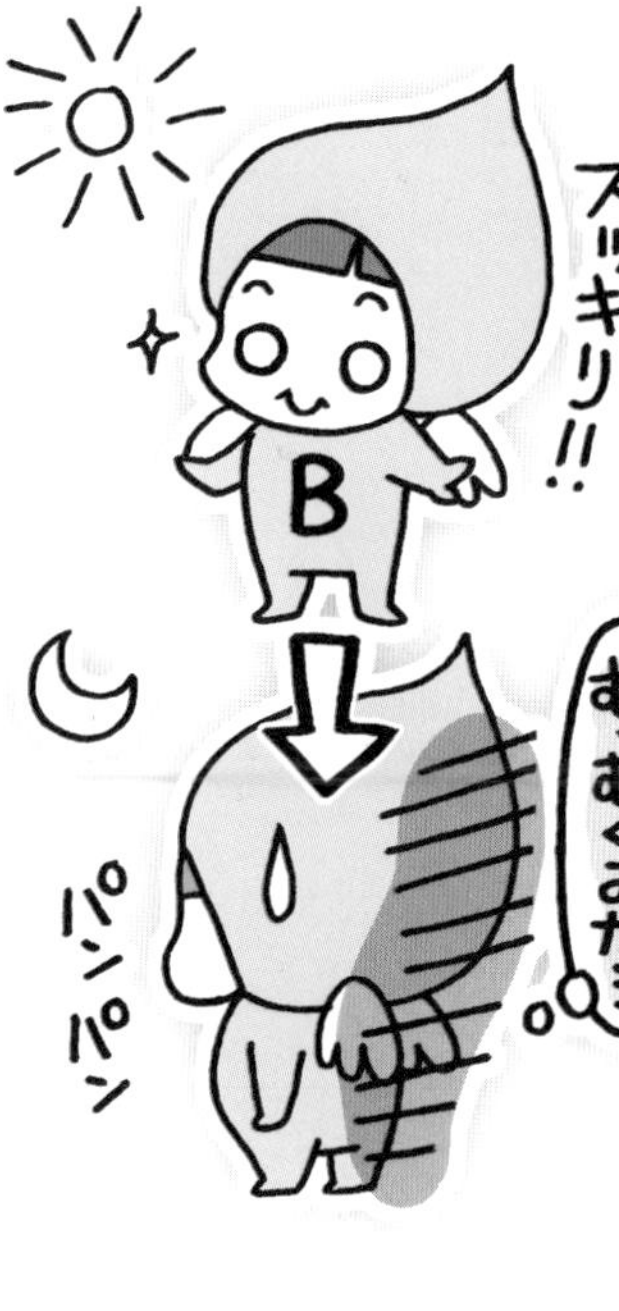
スッキリ!!
B
む、むくみが…
パンパン

抵抗力のあるB型 消化器系は特に強い

　空腹をがまんして低血糖になってしまうと、疲れを感じたり、精神的にも気分が落ち込みやすくなったりするほか、体の冷えやむくみなどの不調が現れやすくなります。また、B型は元気なときと疲れているときの差が激しいという特徴がありますが、これも血糖値を安定させることによって改善できます。

　B型の体は、消化器系と免疫系が強いという特徴があります。そして、心臓病やガンなど多くの現代病に対して抵抗力をもっています。ところが、まれな免疫系や神経系の病気にはかかりやすいという面があるので、注意が必要です。

Q B型さんの食の特徴は?

A ▶乳製品がエネルギーとなる雑食系

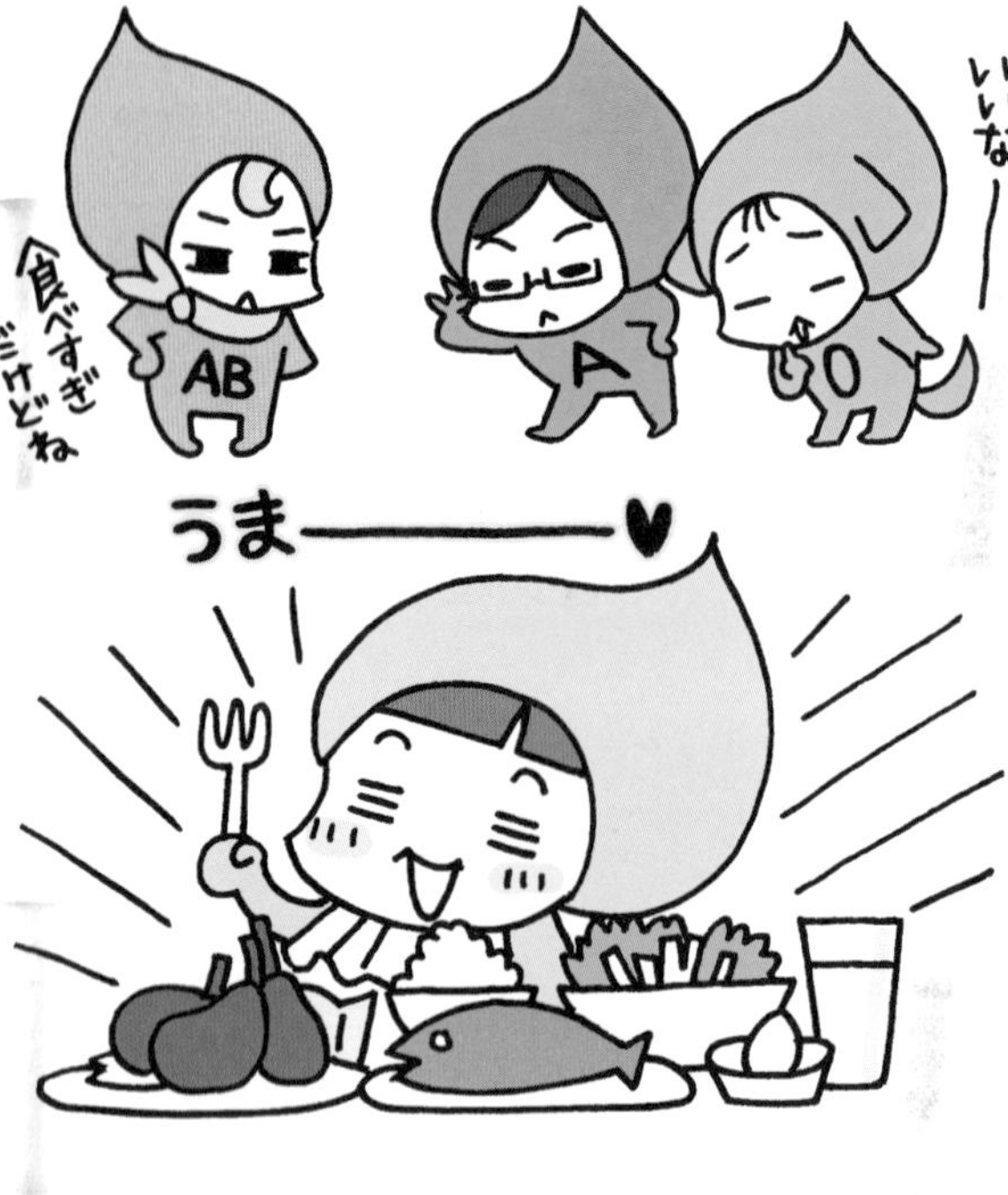
いいなー
食べすぎだけどね
AB
A
O
うまーー♥

B型さんの食のガイドライン

口に入れるものが重要となる「血液型ダイエット」。無理のない範囲で太りにくい食材を選ぶことが、成功への第一歩です。

乳製品と羊肉は積極的にとるべし

B型にとって、食べても太りにくい食材の中で、他の血液型にない大きな特徴と言えるのが乳製品です。ただし、日本では古来、乳製品をとる習慣がなかったため、日本人のB型は欧米人のB型ほどは乳製品が合うわけではありません。過度にとり過ぎないよう心がけてください。

また、B型はラムやマトンなどの羊肉と相性がよい一方、鶏肉・豚肉は合いません。牛肉もなるべく赤身を選んで食べるようにしてください。

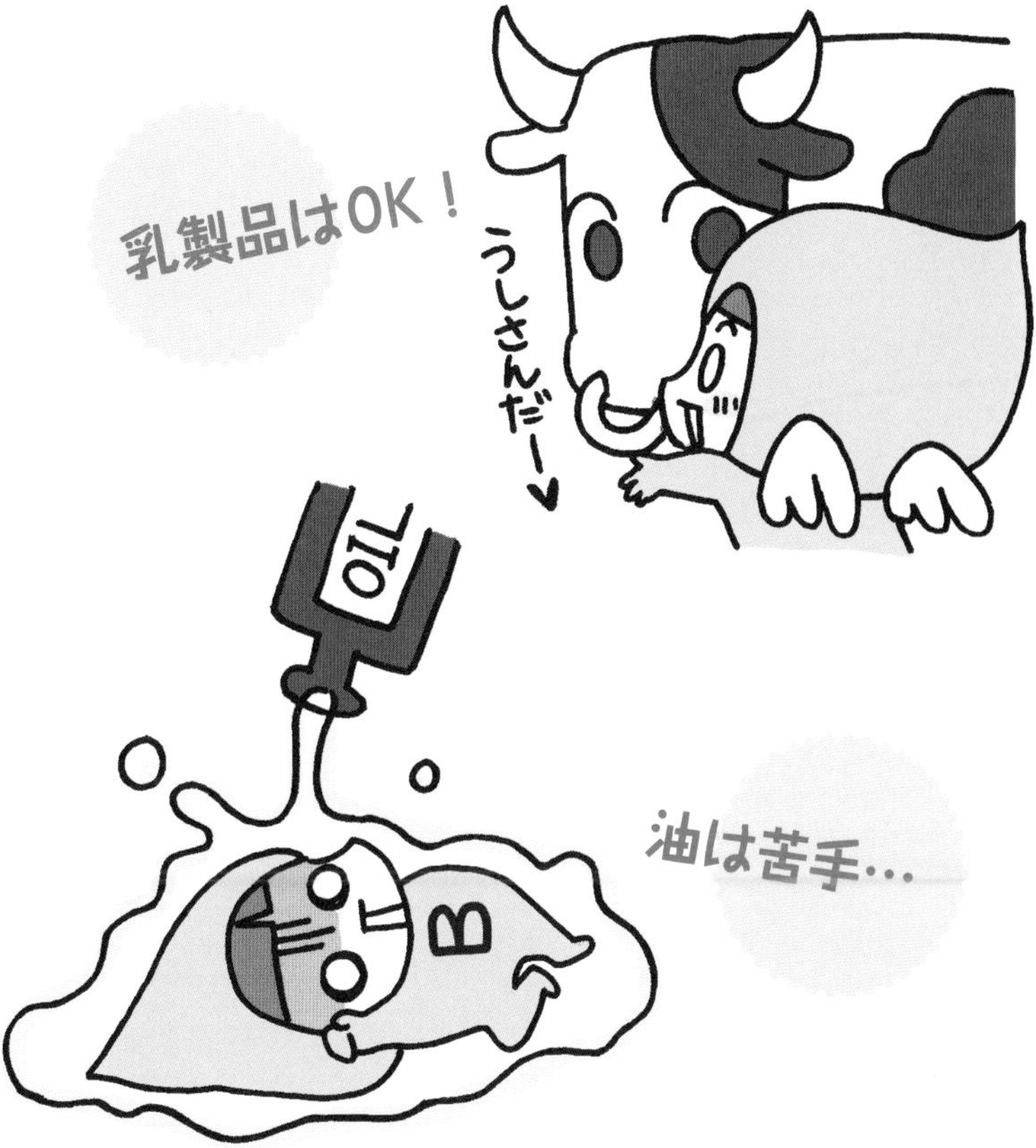
乳製品はOK！
うしさんだー
OIL
B
油は苦手…

油は苦手なB型 体に合うものを選んで

一方、消化管に有害なレクチンを含む油脂には要注意です。B型には、どの血液型でも凝集を起こさないオリーブ油と亜麻《あま》仁《に》油《ゆ》がおすすめ。オリーブ油は消化吸収を助ける作用があるので、2日に一度はとるよう心がけてください。例えば、野菜の栄養素を吸収するには油分が必要ですので、オリーブ油のドレッシングを選びましょう。また、必須脂肪酸を含む亜麻仁油を、サプリメントなどでとるのもよいでしょう。

それからカニやエビなどの甲殻類にはB型にとっては毒となる有害なレクチンが含まれるので、できるだけ避けてください。

Bad! B型さんが“太りやすい”野菜

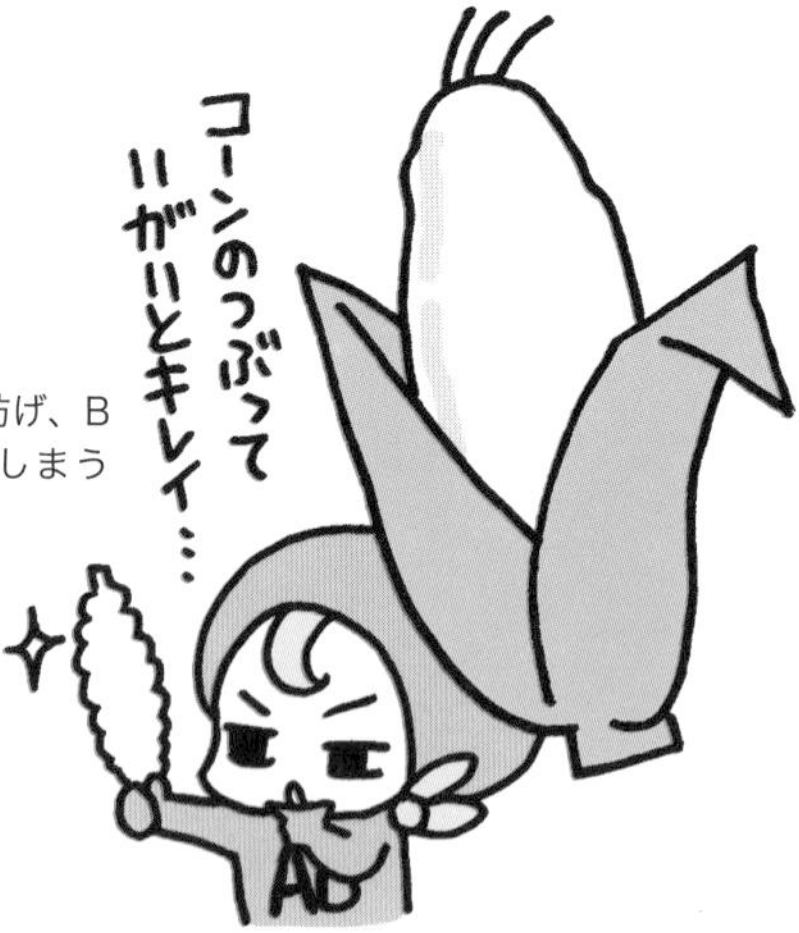

特に注意

トウモロコシ
インスリンの働きを妨げ、B型の血糖値を下げてしまう代表的な野菜。

特に注意

トマト
パンへマグルチナンというレクチンが、B型の胃腸の粘膜を荒らしてしまう。

血糖値を下げてしまう野菜もあるので要注意

野菜の中でも、B型の体質に合わないものがいくつかあります。その代表的な存在がトウモロコシ。トウモロコシに含まれるレクチンは、インスリンの働きを妨げる作用があります。また、女性に人気があるトマト、アボカド、カボチャなども、B型の体質には合いません。

なお、B型はオリーブ油は問題ないのですが、オリーブの実に対してはアレルギーを起こす体質と言えますので、なるべく口にしないほうがよいでしょう。

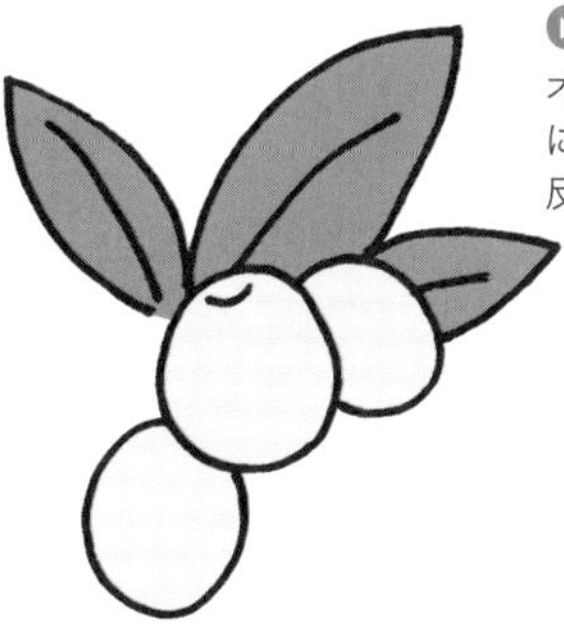

▶ オリーブ

オリーブはB型の体質に合わず、アレルギー反応を起こす危険あり。

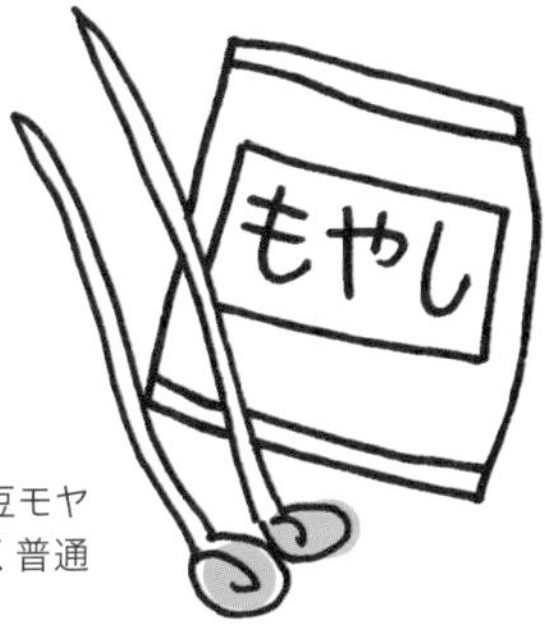
もやし

▶ 緑豆モヤシ

モヤシの中でも緑豆モヤシはNG。なるべく普通のモヤシを選ぼう。

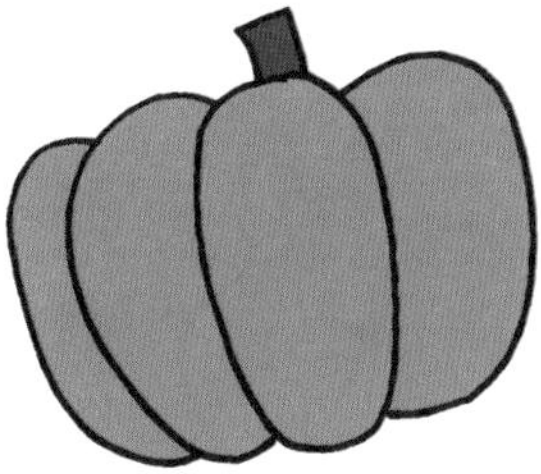

▼ カボチャ

消化管に有害なポリアミンの生産を増やしてしまう効果がある。

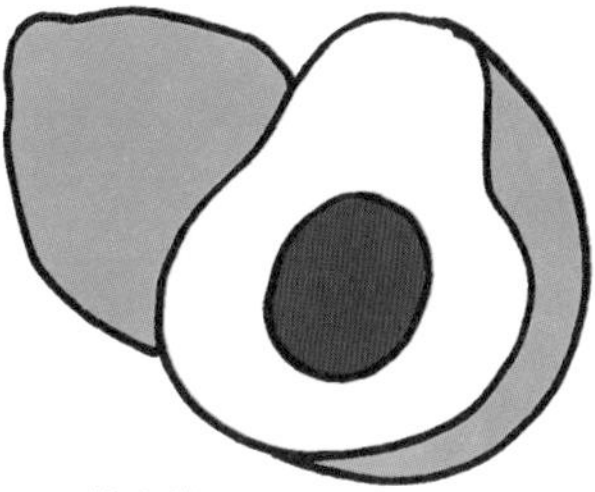

▲ アボカド

栄養価が高いが、B型には合わないレクチンを含んでいる。

▶ カイワレ

栄養満点な野菜の新芽だが、レクチンが合わないB型には不向きな食材。

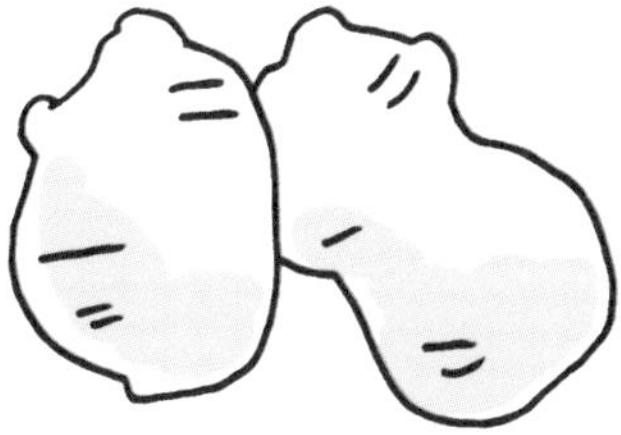

▲ キクイモ

サツマイモ、ヤマイモと異なり、同じイモ類でも相性が悪い。

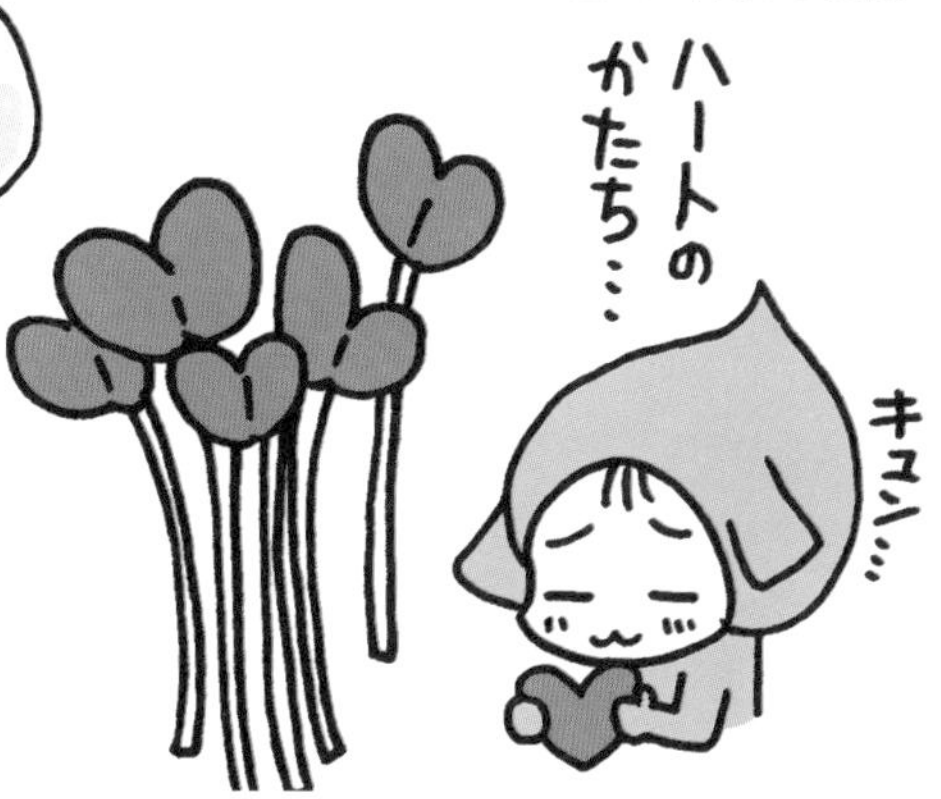
ハートのかたち…
キュン…

Good! B型さんが“太りにくい”野菜

特にオススメ

ホウレンソウ

マグネシウムを多く含み、ウイルス性疾患、自己免疫疾患、湿疹予防に効果あり。

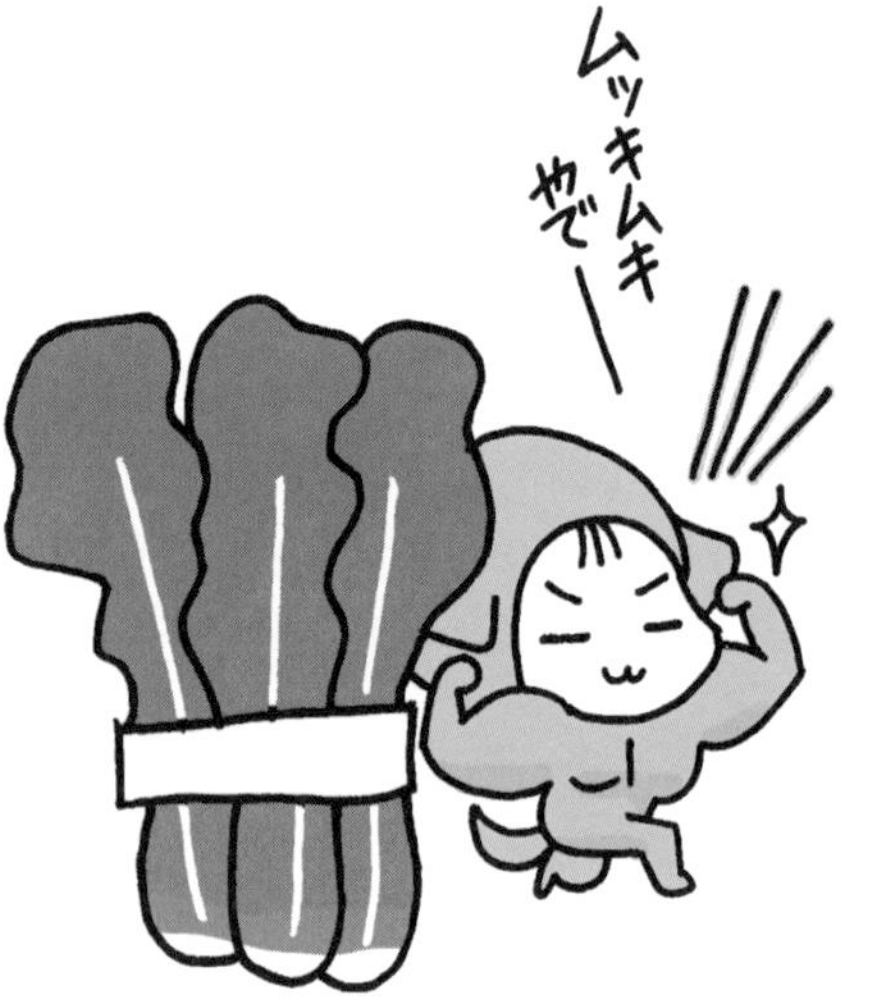

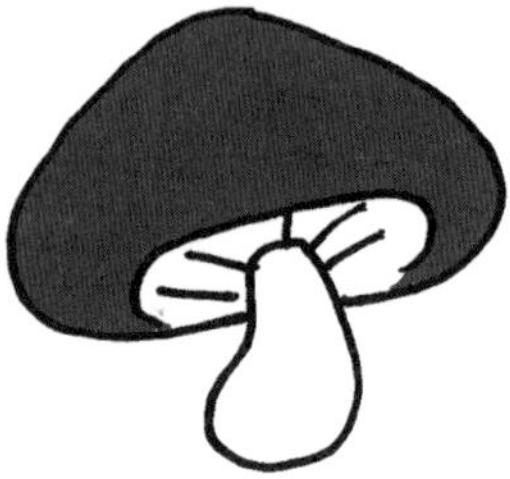

シイタケ

キノコ類の中でも特にB型の体によい効果がある。

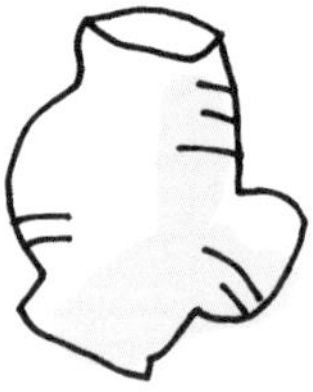

ショウガ

B型の体を温めてくれる効果あり。

野菜が体質に合うB型 特に青菜がおすすめ

B型に合う野菜は豊富にあります。毎日ボウル一杯ほど食べると体内の環境が改善されていきます。特に、ダイエット効果があるのは、ホウレンソウなど、B型の代謝を高めるマグネシウムを多く含んでいる青菜です。

また、緑黄色野菜ならニンジン、ピーマン、ブロッコリーなどもB型の体質には合っています。その他、体を温めるショウガ、消化を助けるパセリも、積極的に料理に使うとよいでしょう。パセリには肉類を食べるときに一緒にとれば、肉の毒を消すという効果もあります。

さらに、サツマイモなどのイモ類もB型におすすめです。

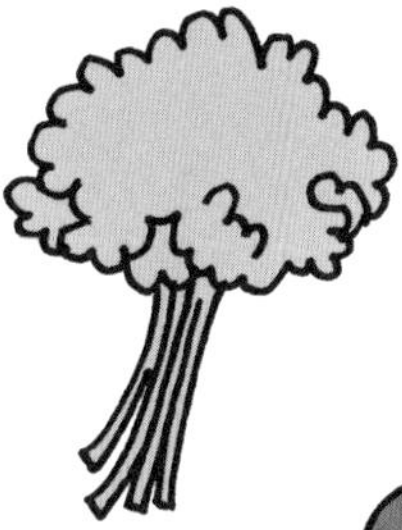

パセリ
肉や油などの消化を助ける。毒消しの効果もある。

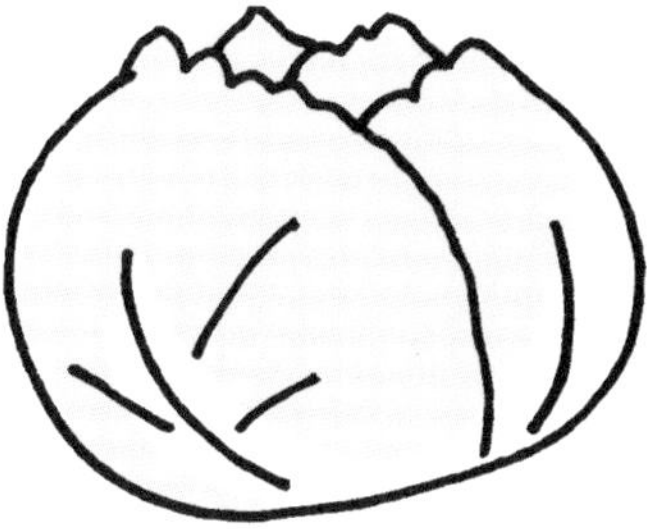

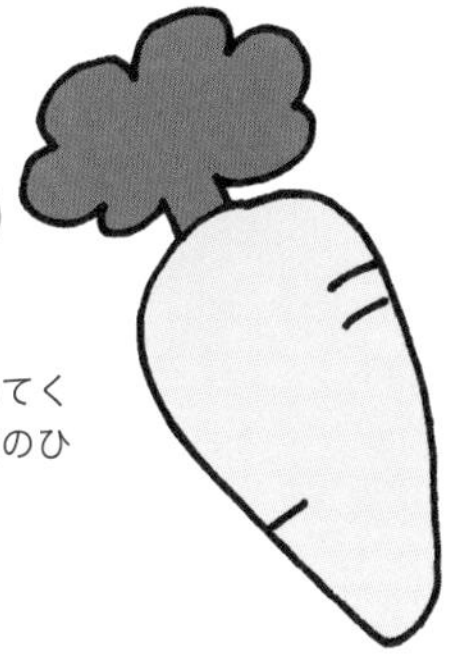

特にオススメ

ニンジン
B型の代謝を高めてくれる代表的な野菜のひとつ。

キャベツ
紫キャベツから芽キャベツまで、どんな種類のキャベツもおすすめ。

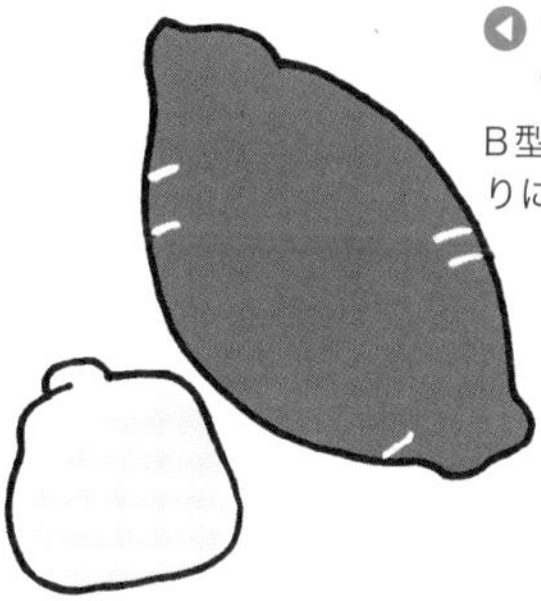

サツマイモ・ヤマイモ
B型の人が食べても太りにくいイモ類。

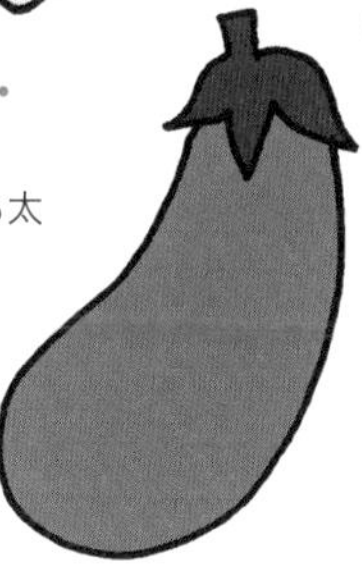

ナス
身体を冷やすと言われるナスも、B型の体質には合う。

特にオススメ

ピーマン
他の血液型にはあまりおすすめできないピーマンも、B型とは好相性。

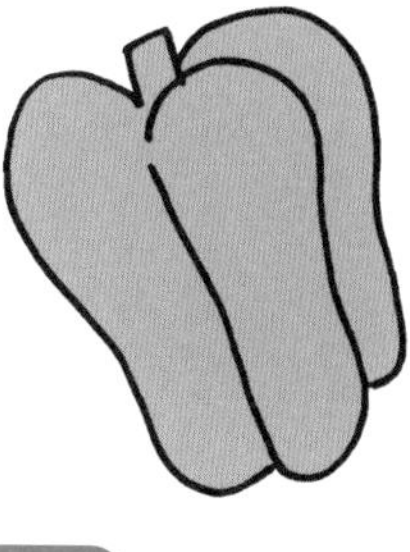

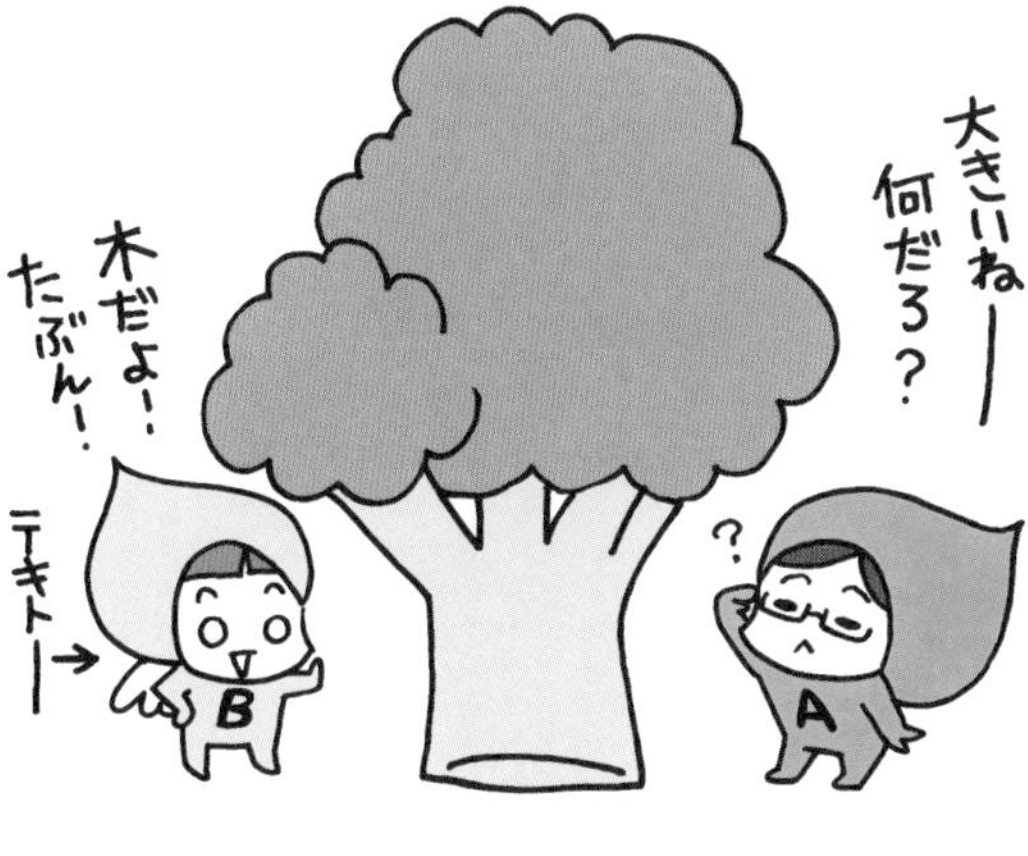
大きいねー
何だろ？
木だよ！
たぶん！
テキトー→
B
??
A

特にオススメ

ブロッコリー
緑黄色野菜の中でもB型の体質に合う野菜。

Bad!

B型さんが“太りやすい”肉・魚

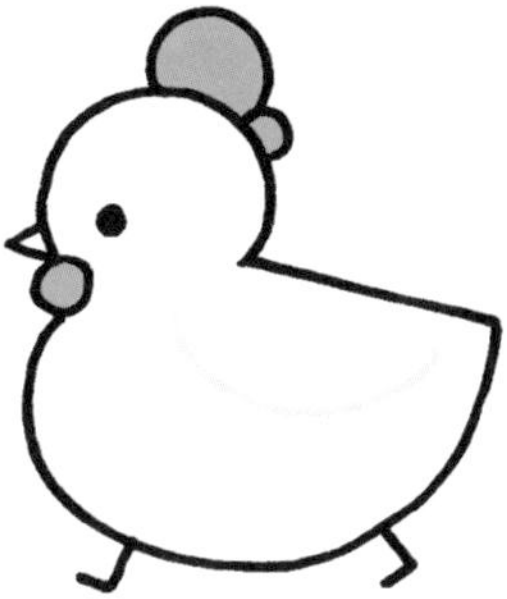

▶ 鶏肉

鶏の筋肉にはB型の血液を凝集させるレクチンが含まれている。

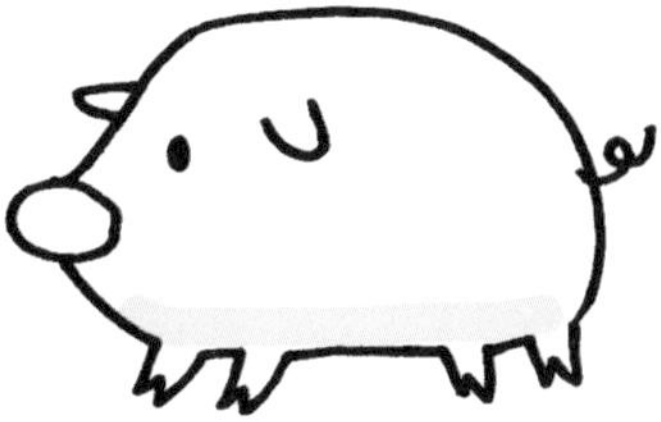

▲ 豚肉

B型には豚肉が不向きなので、ラムもしくはマトンがおすすめ。

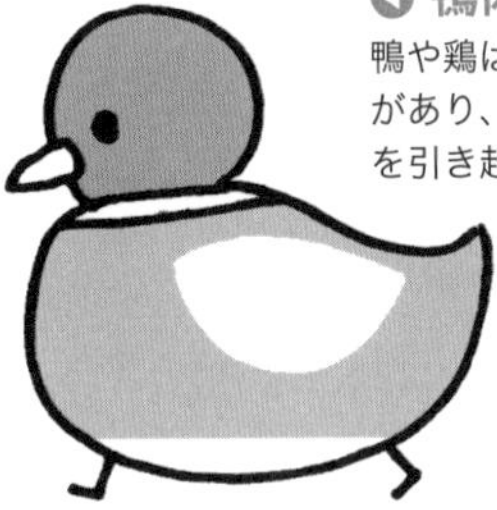

◀ 鴨肉

鴨や鶏は血液凝集作用があり、免疫系の異常を引き起こす恐れが。

豚・鶏は相性悪し カニ・エビもNG

羊肉とは相性がよいB型ですが、豚肉、鶏肉、鴨肉は体質に合いません。同時に、化学添加物の多い加工食肉であるベーコン、ハムも、なるべく避けたほうがよい食品です。

また、焼き肉などを食べるときは、ハツ（心臓）を避けるようにしてください。その代わり、レバー（肝臓）はB型の代謝を上げてくれるので、おすすめの食材と言えます。

その他、B型の体に悪影響を及ぼしてしまうのが、カニ、エビ、ロブスターといった甲殻類です。これらはできるだけ避けるよう気をつけたほうがよいでしょう。

カマス
脂がのる前の夏が旬。低脂肪でヘルシーだが、B型には合わない。

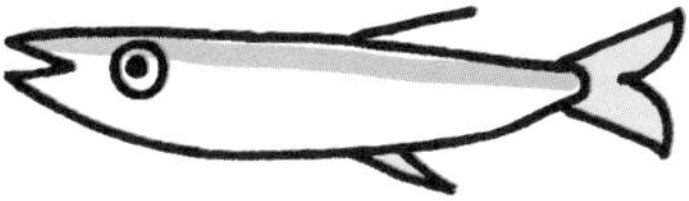

特に注意

カニ・エビ・巻き貝
甲殻類にはB型にとって有害なレクチンが含まれている。

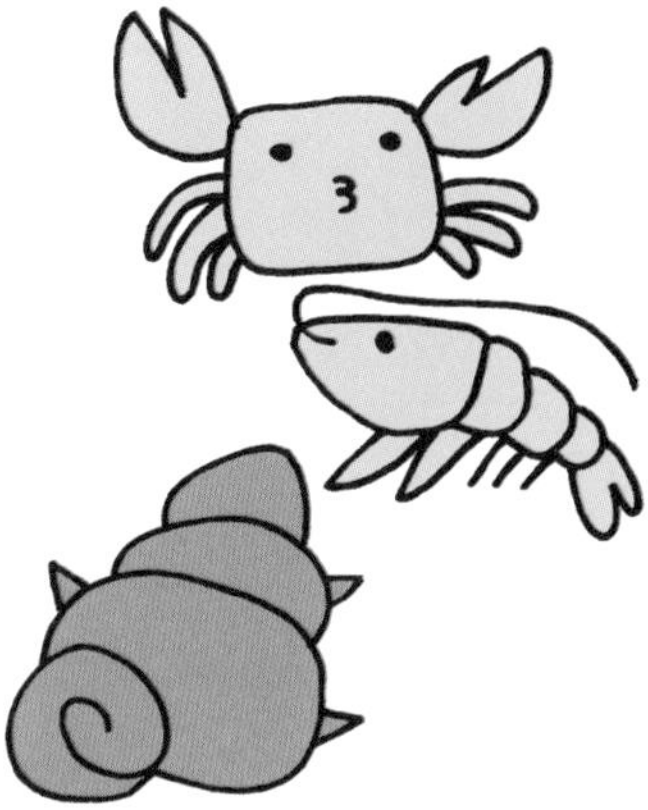

タコ
B型に悪さをするレクチンやポリアミンを含んでいるので要注意。

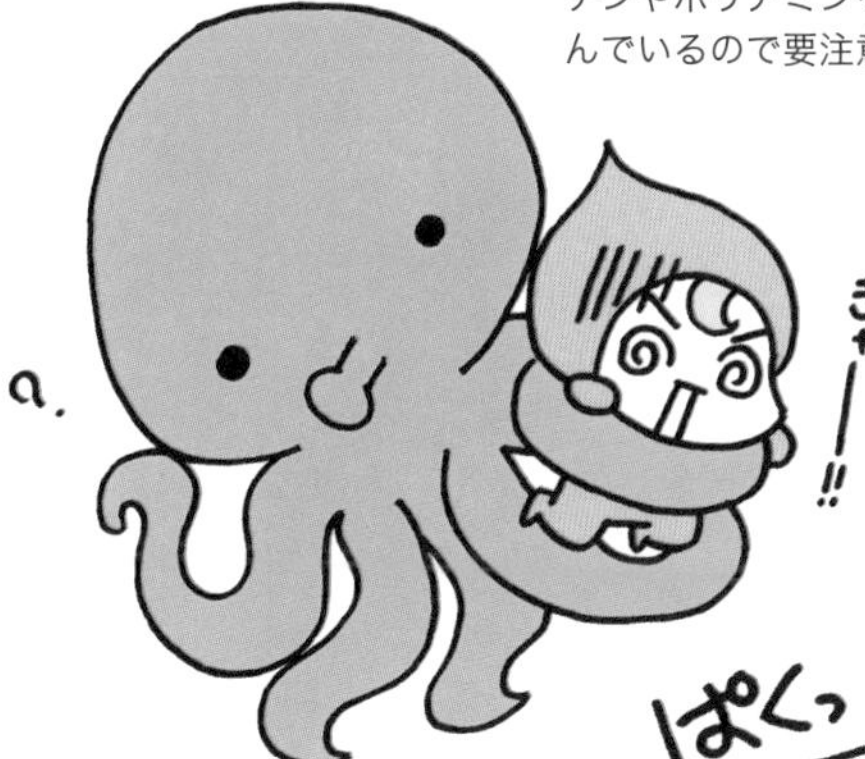

ハマグリ
肝機能を高めるタウリンを含むが、B型の血液を凝集してしまう。

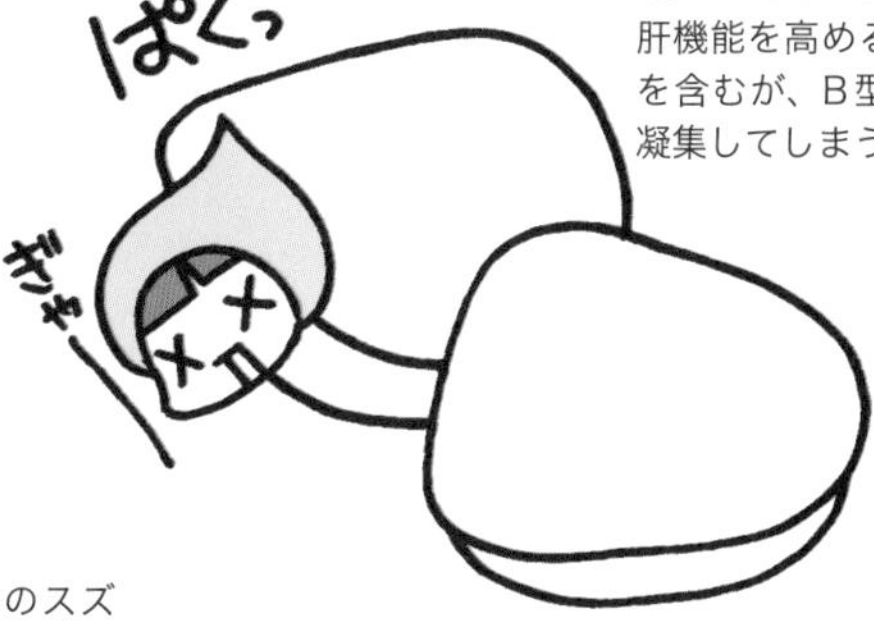

スズキ
あっさりとした味わいのスズキだが、B型には不向きな食材。

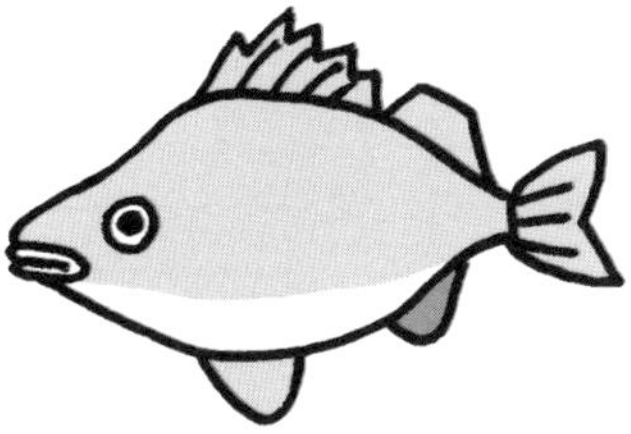

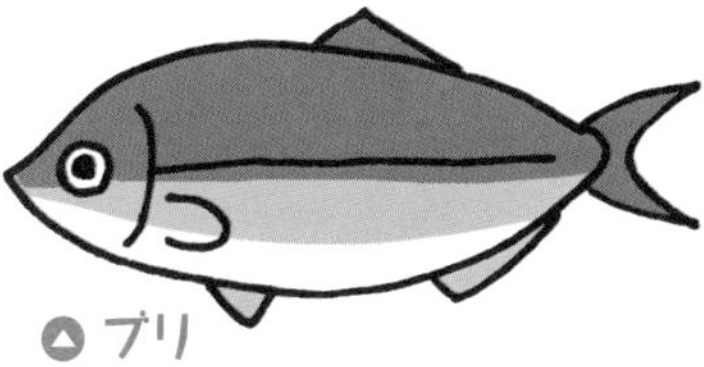

ブリ
DHAやEPAが多い一方、B型に合わないレクチンも含まれている。

Good! B型さんが“太りにくい”肉・魚

特にオススメ

ラム・マトン

遊牧民族の体質を受け継いでいるB型は、羊肉との相性が抜群。

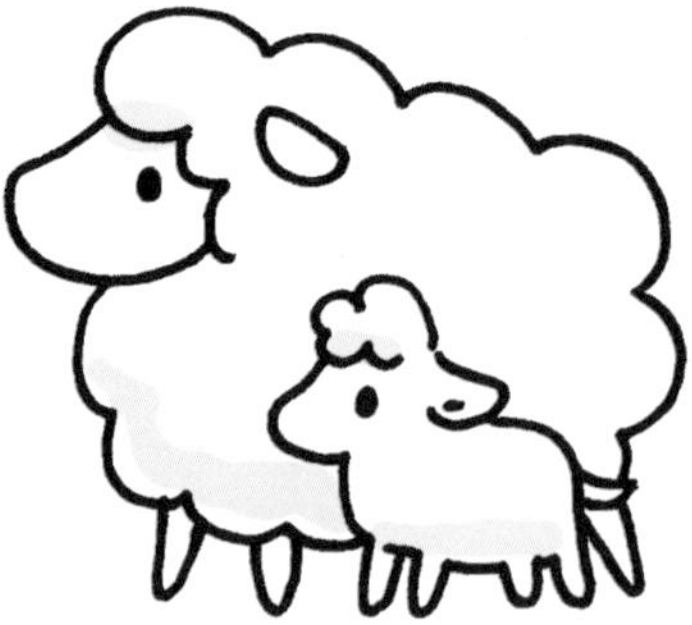

牛肉（赤身）

牛肉を食べるときは、なるべく赤身を選んで食べよう。

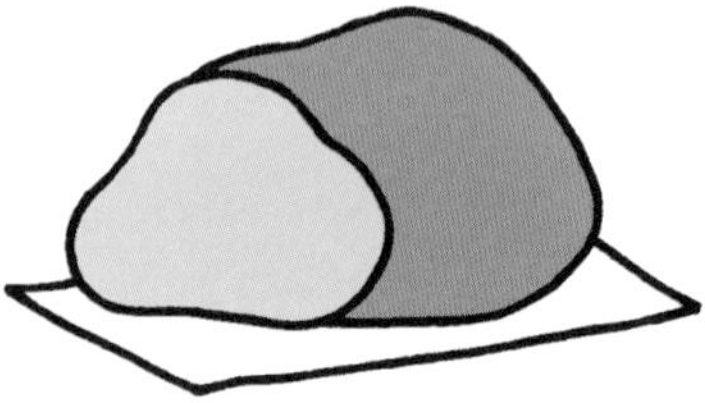

タラ

DHAやEPAといった油を含んでいる。鍋物に入れるのもおすすめ。

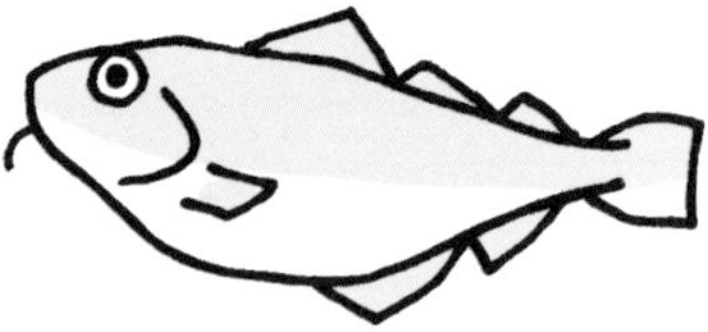

おすすめは羊肉と脂がのった魚

B型は肉の動物性タンパク質によって代謝を上げることができます。中でも最も効果が高いのは、マトン（羊）、ラム（子羊）といった羊肉です。例えば、羊肉と野菜を鉄板で焼くジンギスカンは、脂を落としながら焼いて野菜と一緒に食べられるので、体も温まって代謝が上がり、ダイエットには非常に効果的です。また、牛肉の赤身もB型の体質に合います。

それから、植物由来の油と同じく不飽和脂肪酸を多く含む魚の油もB型の体によいです。特に、タラ、サケなど脂がのった遠洋魚は良質なタンパク質が含まれているのでおすすめです。

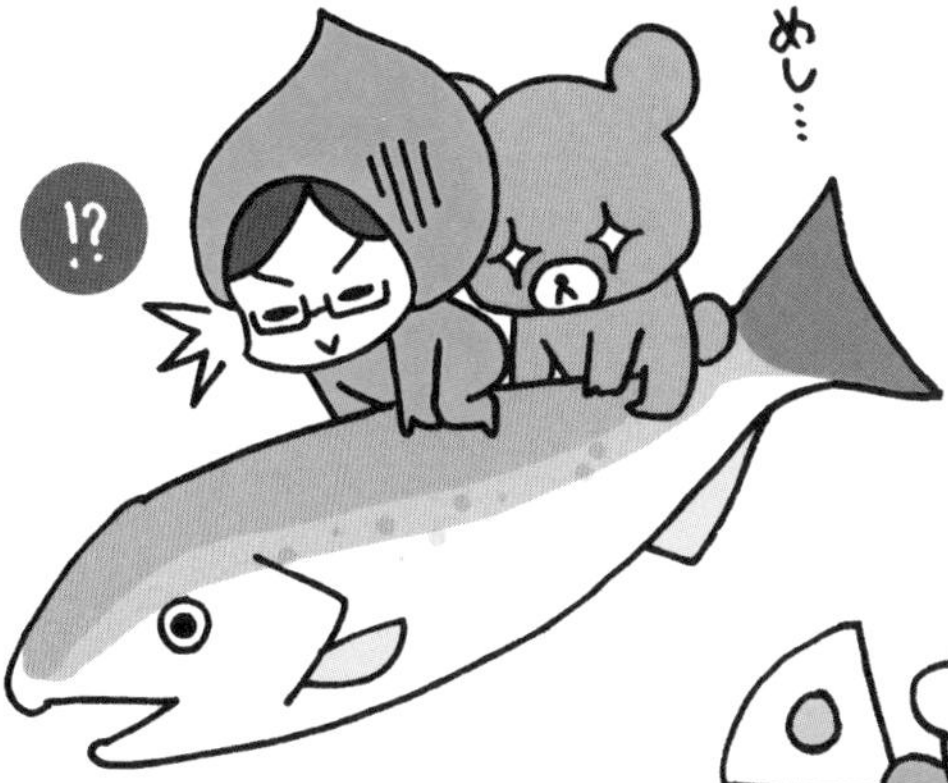

▽ タイ

低脂肪・高タンパクのヘルシー食材。引き締まった筋肉の元になる。

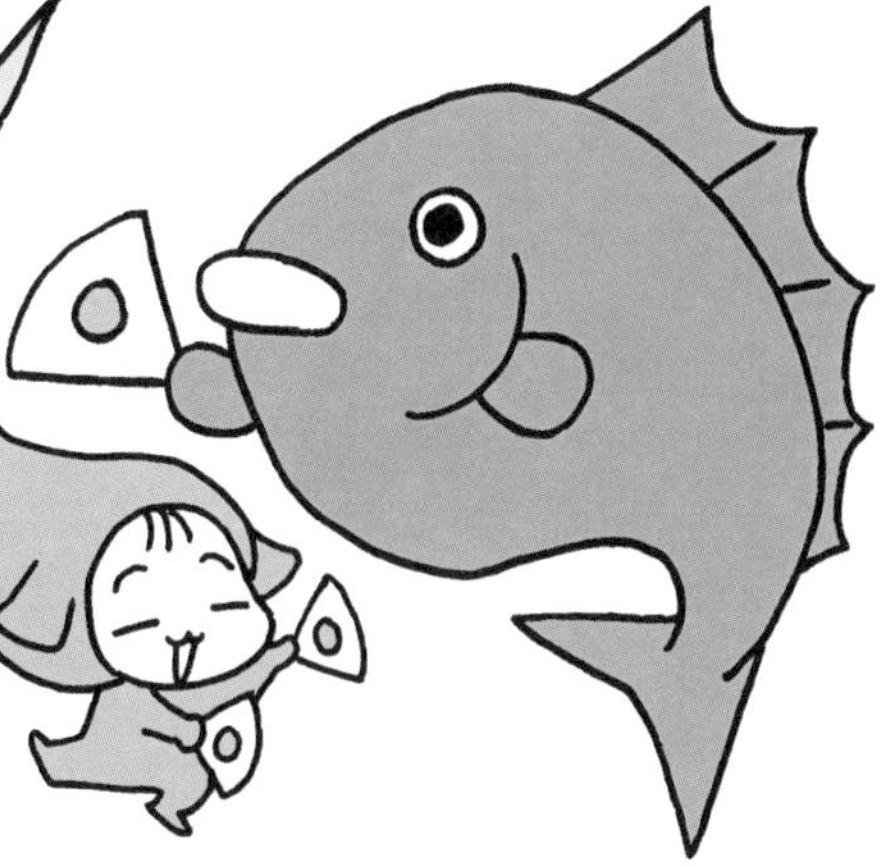

△ サケ

脂がのったサケは不飽和脂肪酸が多いので、血液をサラサラにする効果あり。

▽ マス

白身魚より脂質の多いマスはビタミンAが豊富。

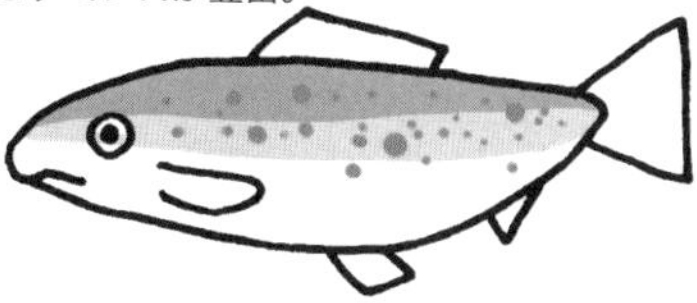

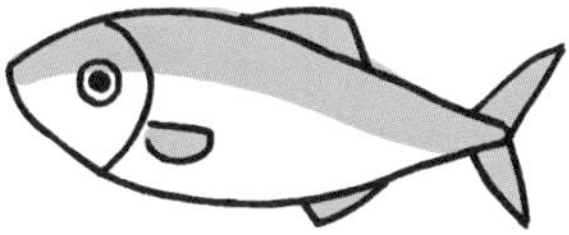

△ サバ

脳や神経の発達によいDHAやEPA豊富。B型に合うレクチンを含む。

▽ アンコウ

免疫力を高める効果があり、低カロリーでダイエットにもぴったり。

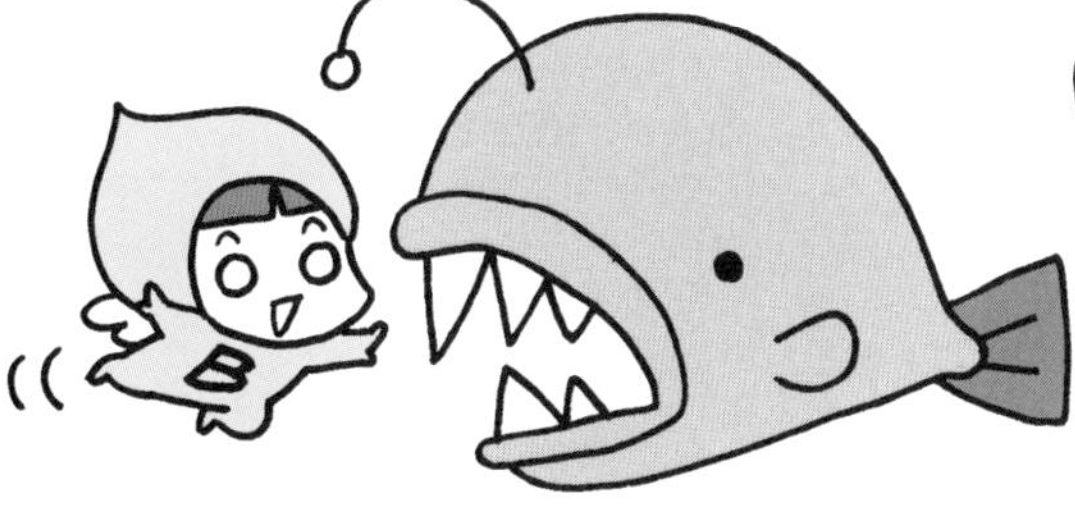

▽ イワシ

骨の成長に不可欠な、カルシウムとビタミンDを多く含んでいる。

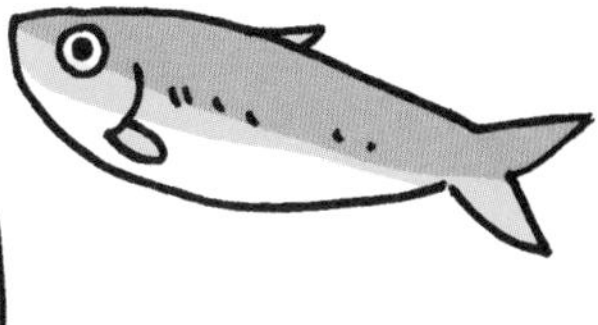

Bad!

B型さんが“太りやすい”穀類

特に注意

▼そば

そばは消化が悪いだけでなく、
血糖値を下げてしまうことに。

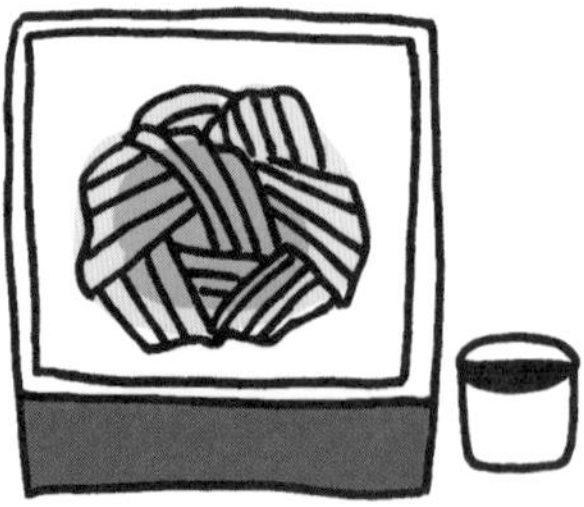

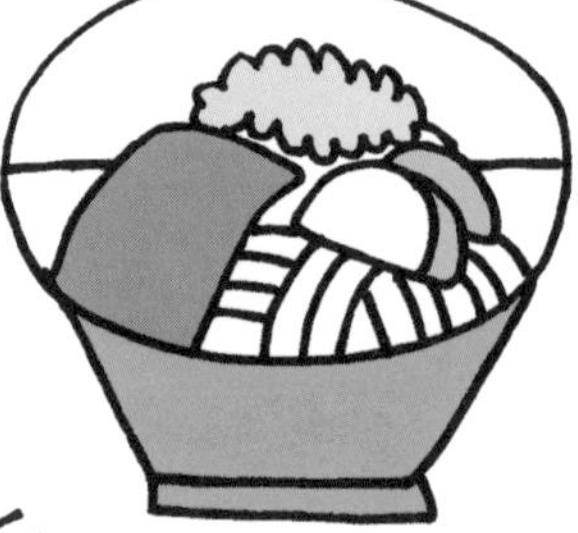

▲うどん

具材がほとんど入らないかけうどんなどは、小麦粉の割合が多いので要注意。

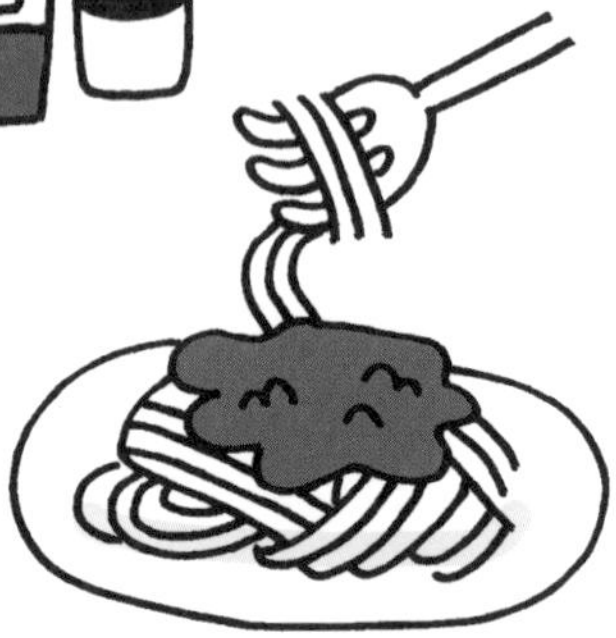

▶パスタ

小麦粉に水を混ぜたグルテン小麦（強力粉）はダイエットの敵。

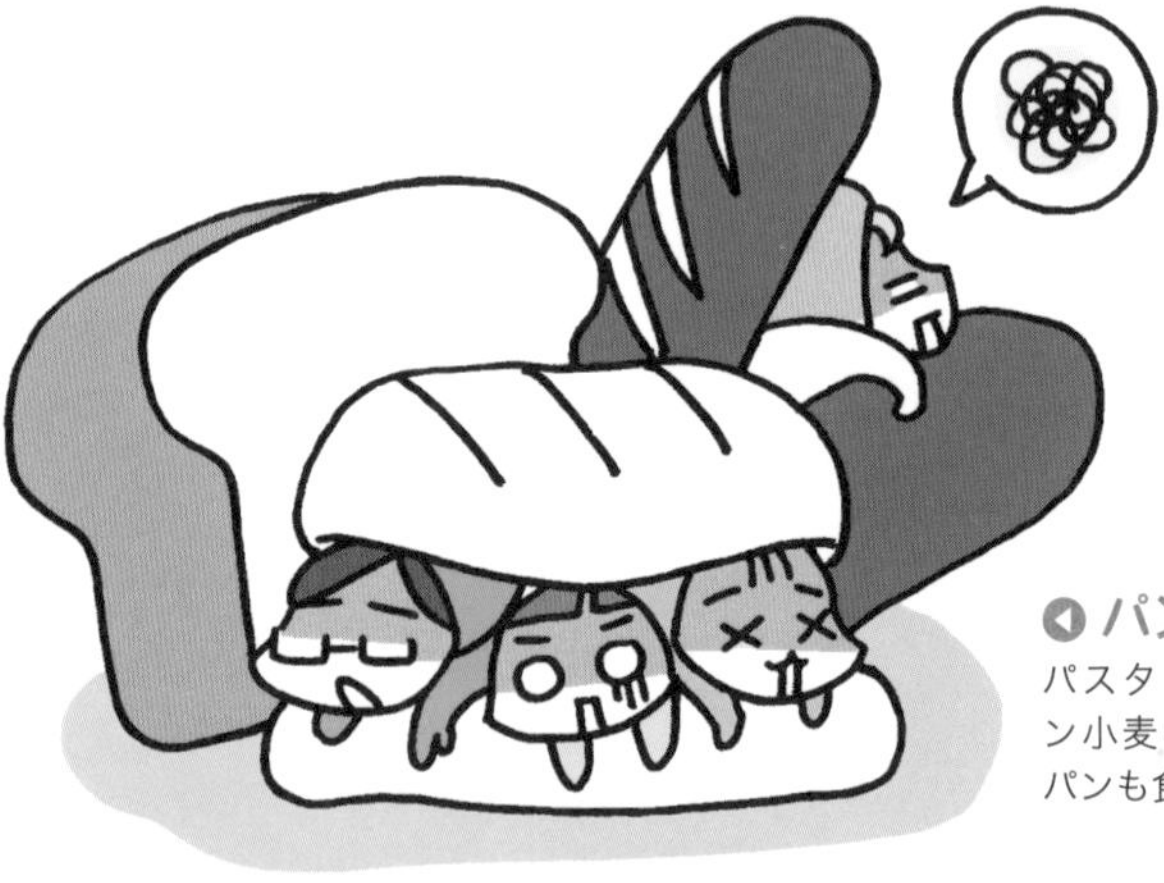

◀パン

パスタと同じくグルテン小麦を使用しているパンも食べ過ぎに注意。

Good! B型さんが“太りにくい”穀類

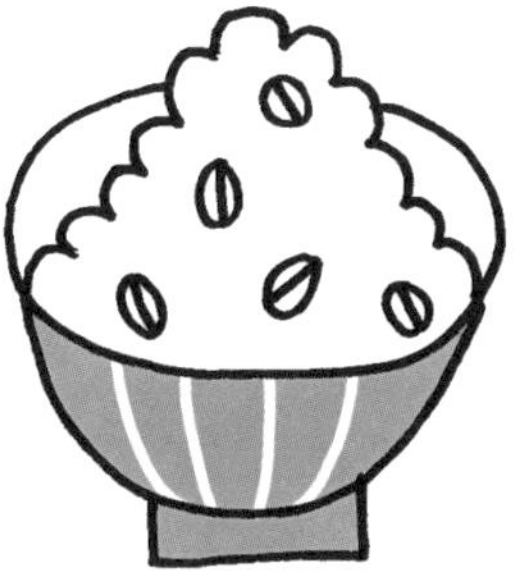

玄米
慣れないと胃に負担をかけるので、よく噛んで食べること。

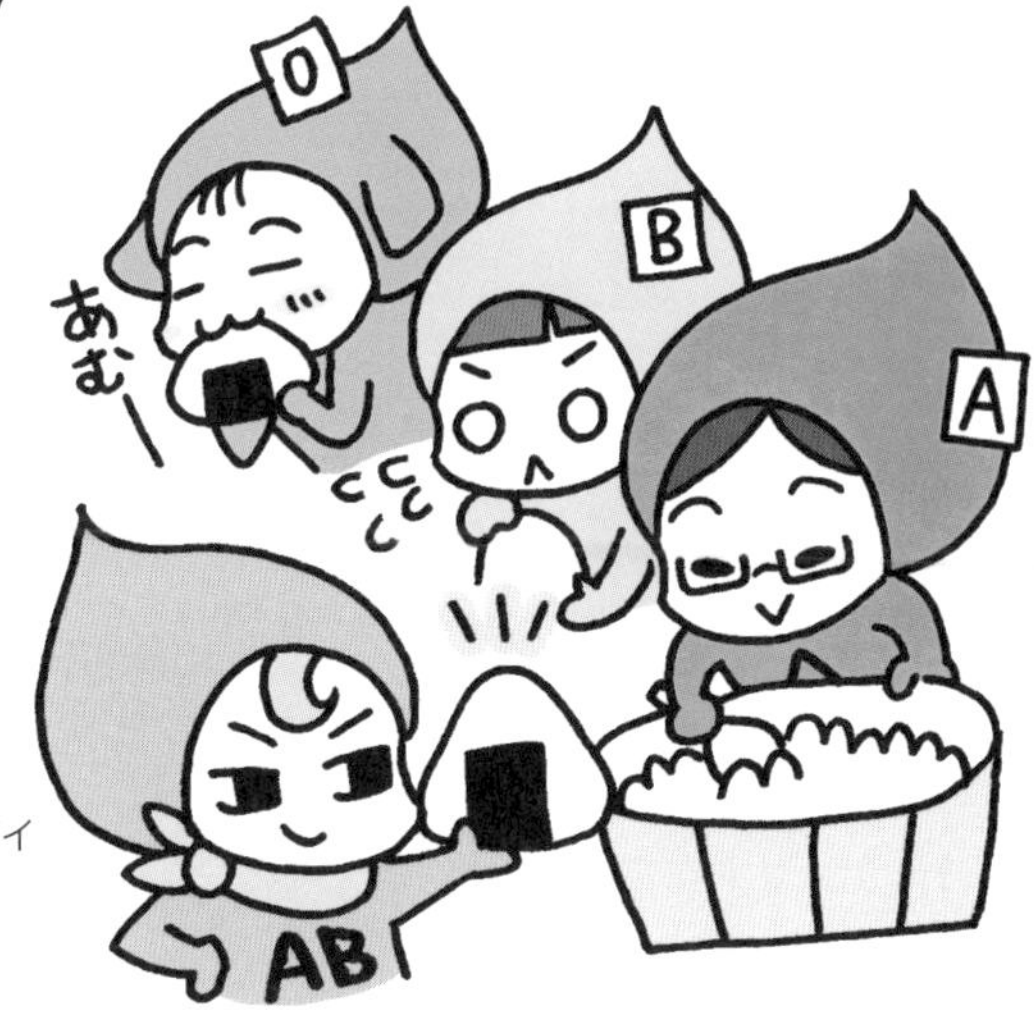

白米
適度にとれば実はダイエットに効果的。

B型の天敵は小麦粉 そばも避けるべき

B型のダイエットの天敵となる穀類は小麦粉です。パン、パスタ、うどん、ラーメン、ケーキなどはすべて、B型を太らせる元凶となります。体のバランスを保っているときは小麦粉をとっても問題ありませんが、一般的にB型は小麦粉に対する耐性があまりありません。毎食パン、毎食パスタといった偏った食生活はやめて、なるべく白米や玄米などをバランスよくとるよう心がけてください。

そばもB型の体重を増やす元凶となります。もともと消化もあまりよいとは言えず、さらにほとんどが小麦粉を混ぜてあるものなので控えるべきです。

Bad! B型さんが“太りやすい”果物

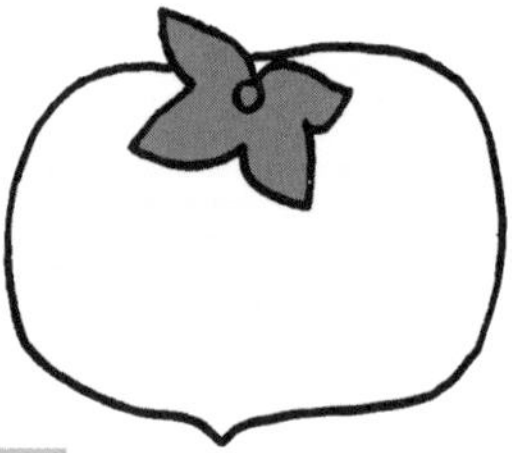

カキ

カキに含まれるレクチンは、B型の細胞を凝集させてしまう作用が。

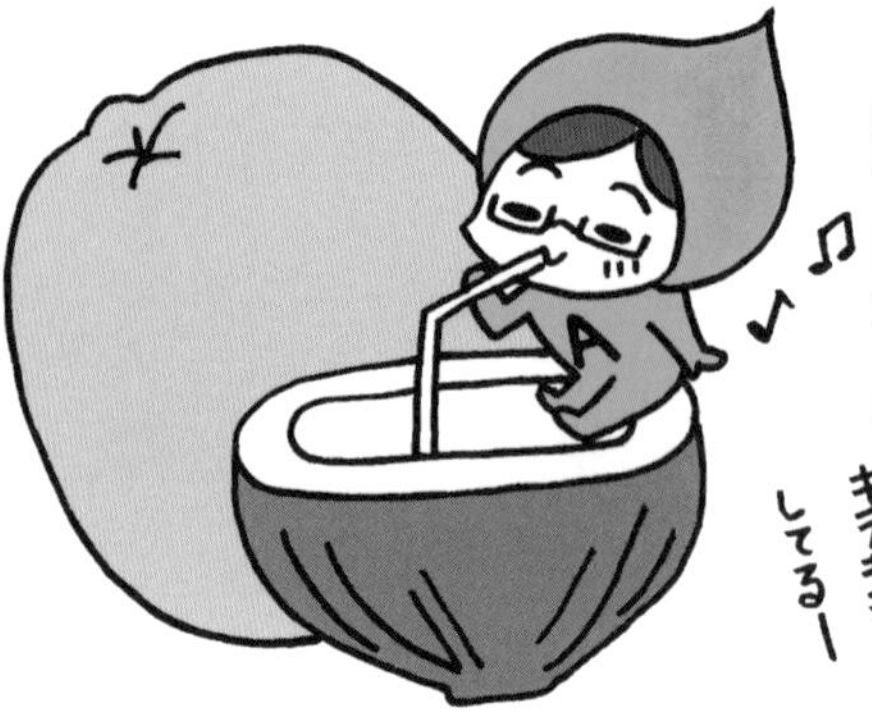

特に注意

ココナッツ

過剰反応を起こす恐れが。ココナッツオイルを含む食品も避けて。

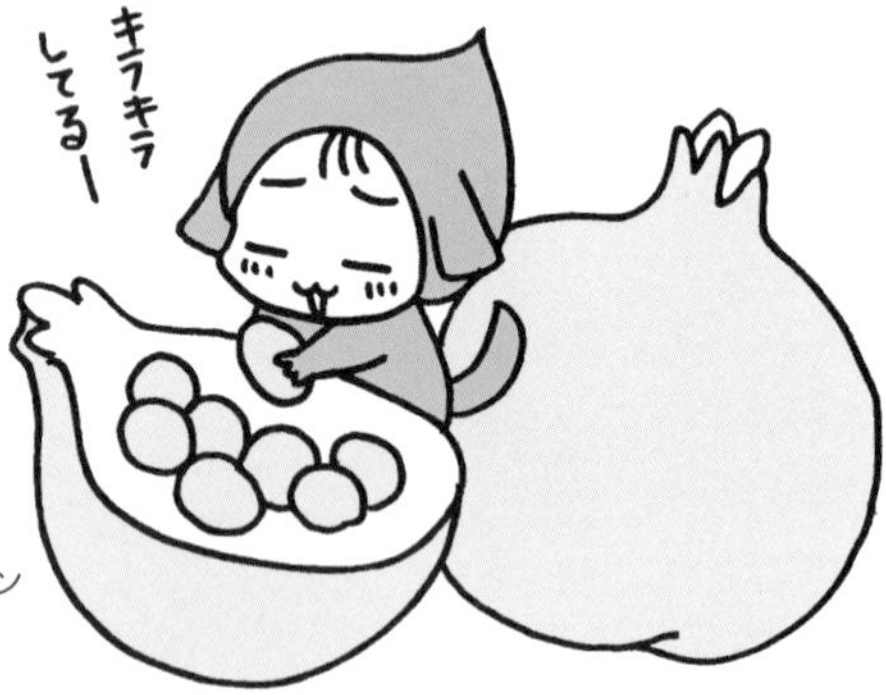

ザクロ

ザクロに含まれているレクチンは、B型の血液を凝集させる。

腸にガスがたまる果物は B型に合うものを

B型は果物を食べると、腸にガスがたまりやすくなるという傾向がありますが、パイナップルは消化を促す効果があるので、B型には最もおすすめです。その他、アルカリ性が強いブドウやプラム、酵素の強いパパイヤも、B型の体質には合う果物と言えます。

一方で、日本人が好んで食べるカキは、B型にはおすすめできません。また、スイーツによく使われるココナッツも、B型の体質には合いません。ココナッツが使われているお菓子は、見た目では気づかないこともあるので要注意。成分をよく確かめて避けるようにしましょう。

Good! B型さんが"太りにくい"果物

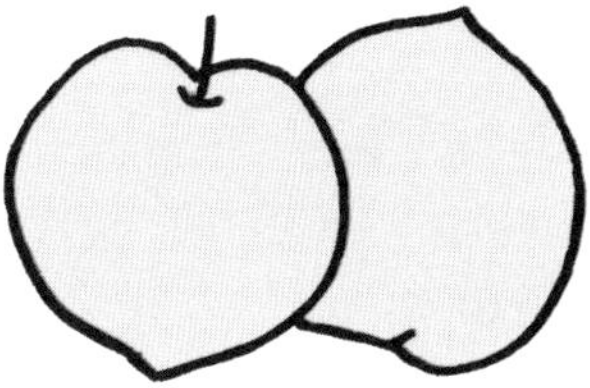

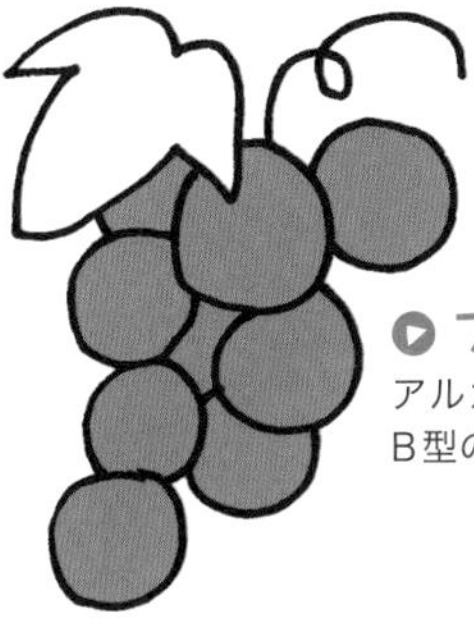

▶ブドウ

アルカリ性が強いので、B型の体質に合っている。

◀プラム

食物繊維が多いアルカリ性食品。たんぱく質と同時にとると体のバランスが取れる。

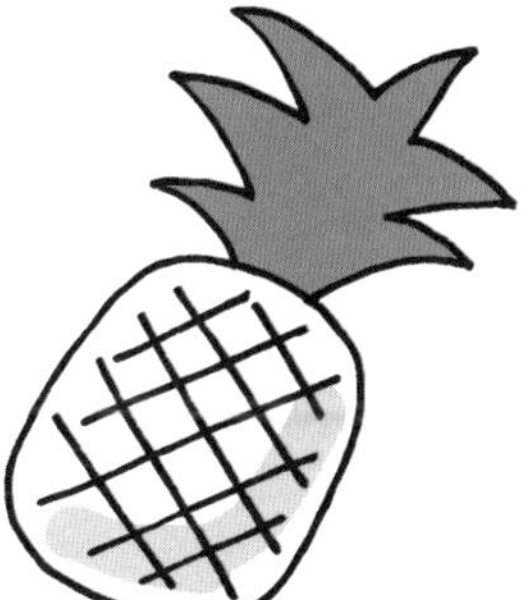

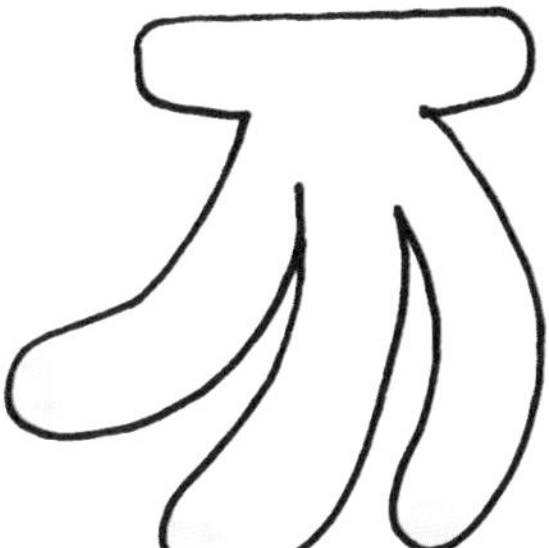

◀バナナ

B型にとって、インスリンを抑えて体重を減らす効果が高い。

▲パイナップル

むくみを防ぎ、消化を助けてくれる果物。

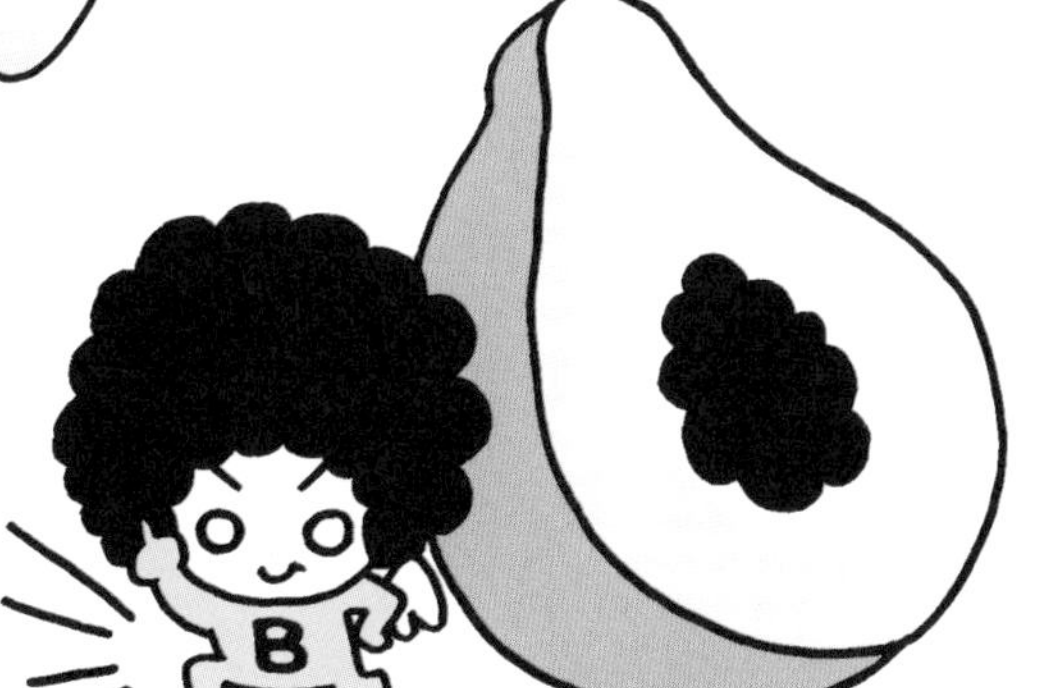

▶パパイヤ

パパイヤに含まれる酵素ブロメリンが、B型の消化を促進する。

Bad!

B型さんが“太りやすい”卵・乳製品

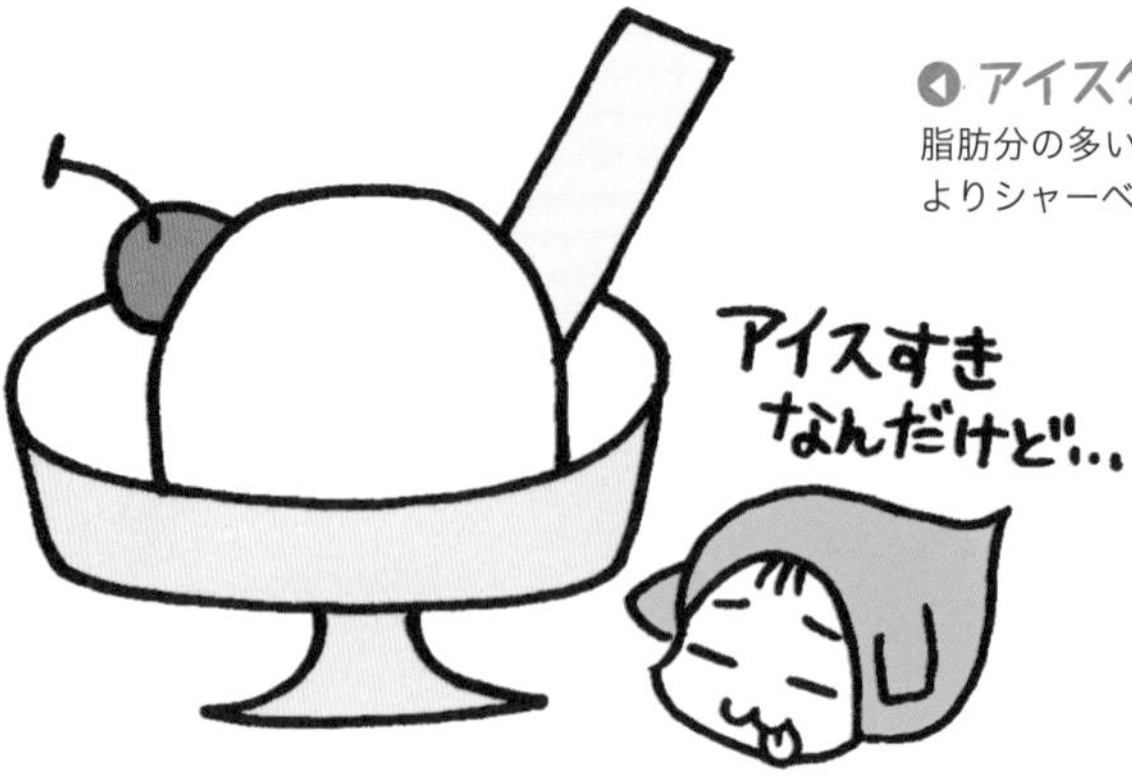

アイスクリーム
脂肪分の多いアイスクリームよりシャーベットを選ぼう。

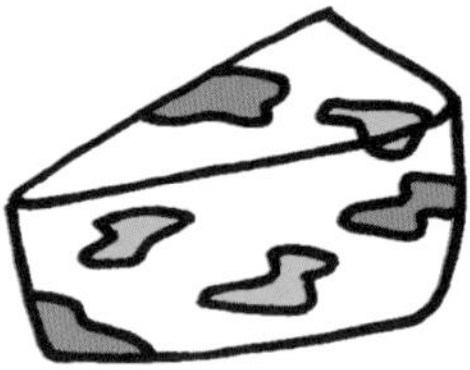

ブルーチーズ
青カビはB型の体質に合わないので、ブルーチーズはNG。

乳製品は低脂肪 卵は有機卵を

B型の体質には乳製品が合っています。乳製品はB型の体の代謝を上げ、細胞を活性化させてくれる存在。さらに、なるべく低脂肪のものを選ぶと、体によいでしょう。

　また、卵もB型の代謝を上げてくれる食材です。ただし、外食したり総菜を食べたりしていると、食べる量が多くなりがち。1日1〜2個を目安にするよう心がけてください。

　ちなみに、卵はそれを産んだ親鳥が食べていたエサに大きな影響を受けます。そのため、できるだけ有機の穀物飼料を与えられた鶏の有機卵を選ぶことをおすすめします。

Good! B型さんが“太りにくい”卵・乳製品

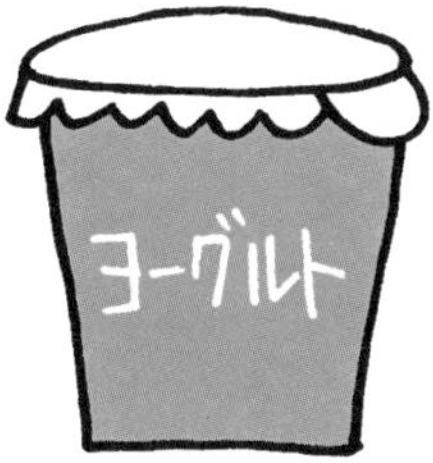

△ ヨーグルト
低脂肪ヨーグルトにハチミツをかける健康法などはB型に最適。

▽ 卵
適度な量の卵は代謝アップに有効。1日1～2個が目安。

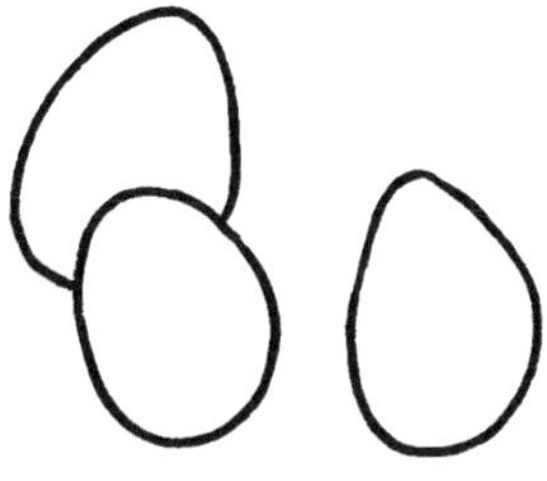

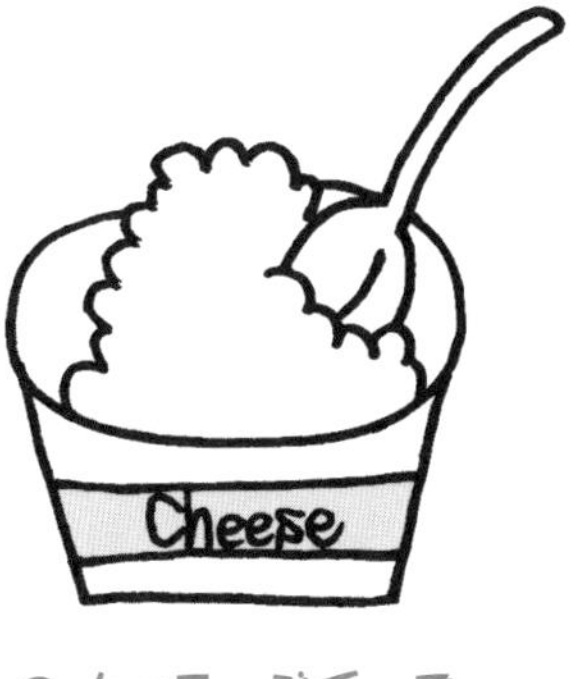

△ カッテージチーズ
チーズの中でも特にB型のホルモンにいい影響を与える。

▽ 牛乳
低脂肪の牛乳をほどよくとると、余計な脂肪を押し流してくれる体がつくれる。

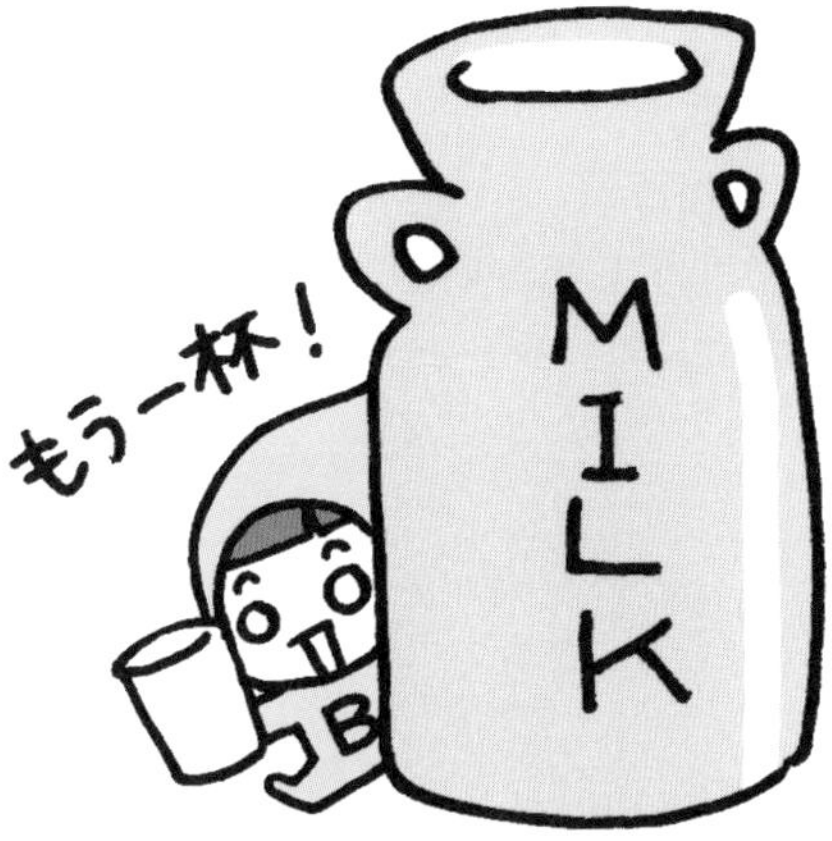

Bad! B型さんが“太りやすい”豆類・ナッツ類

特に注意

ピーナッツ

ピーナッツは肝臓の働きを妨げ、血を浄化する機能を弱めてしまう。

ゴマ

B型にとって代謝の効率が悪い。炒りゴマは特に注意。

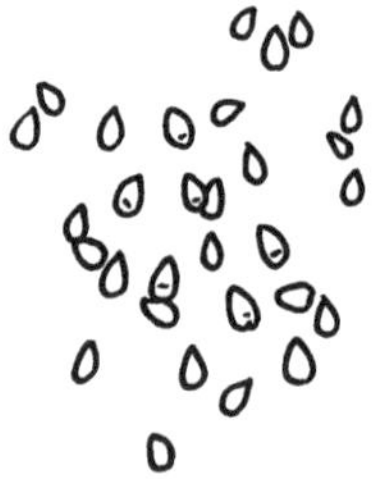

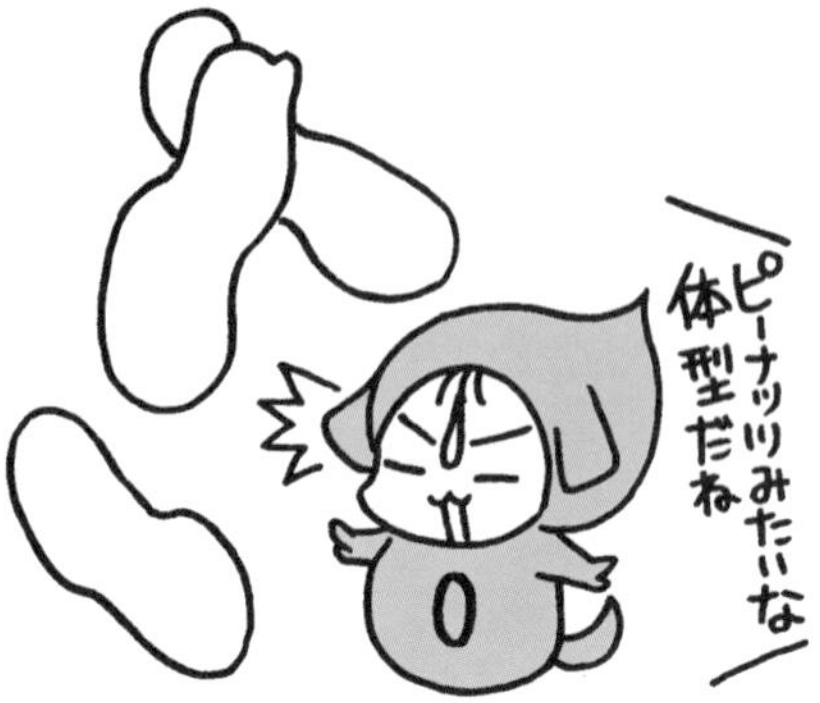
ピーナッツみたいな
体型だね
O

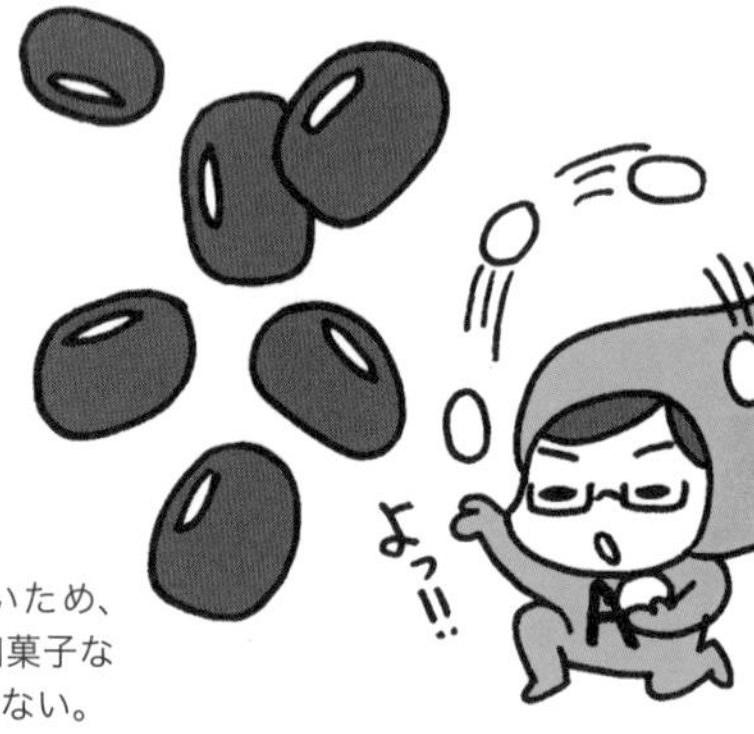
よっ!!
A

小豆

B型には合わないため、あんこを使った和菓子などはおすすめできない。

大豆

植物性タンパク源の代表だが、B型に有害な作用を及ぼしてしまう。

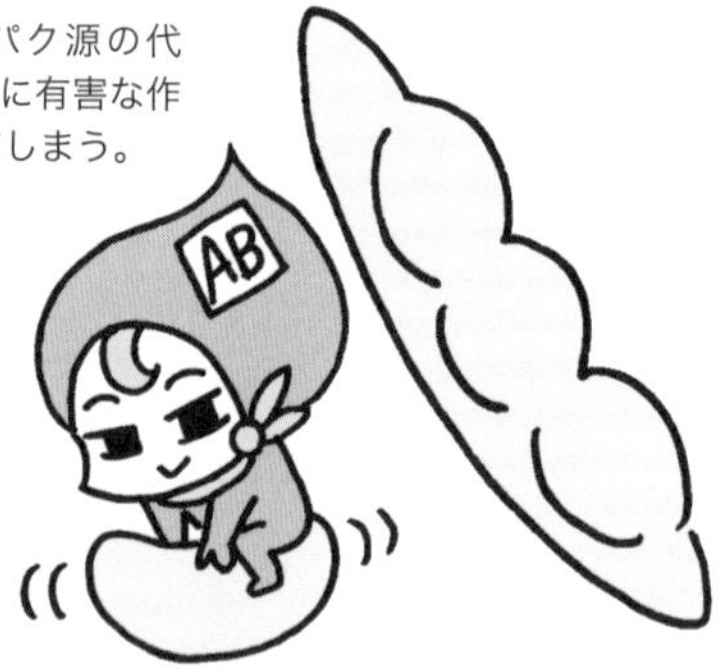
AB

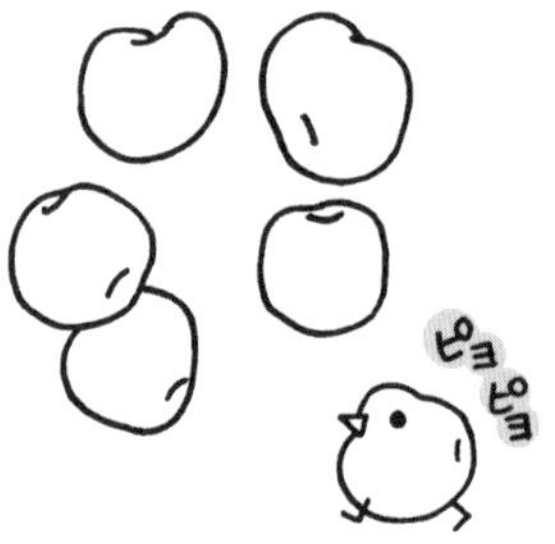
ピヨ
ピヨ

ヒヨコ豆

糖代謝を抑制してしまう効果があるので、ヒヨコ豆の摂取は避けて。

Good! B型さんが"太りにくい"豆類・ナッツ類

▶ 赤インゲン豆
魚介類と一緒に食べると、B型の健康な筋肉作りに大いに役立つ。

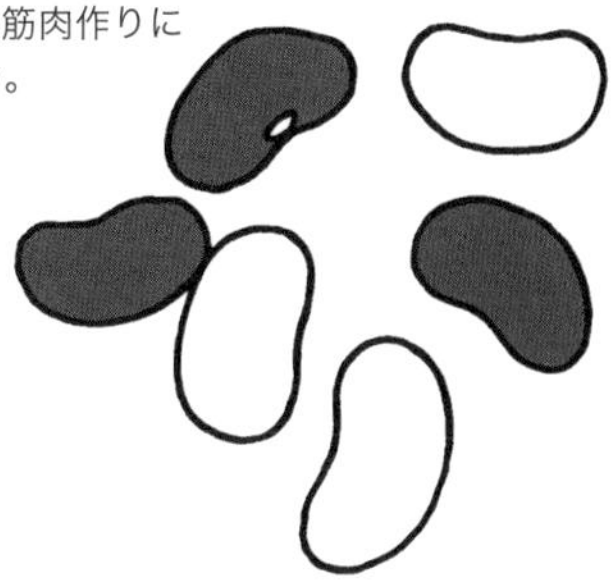

▼ 赤大豆
イソフラボンやGABAを多く含み、高血圧や婦人病予防に効果的。

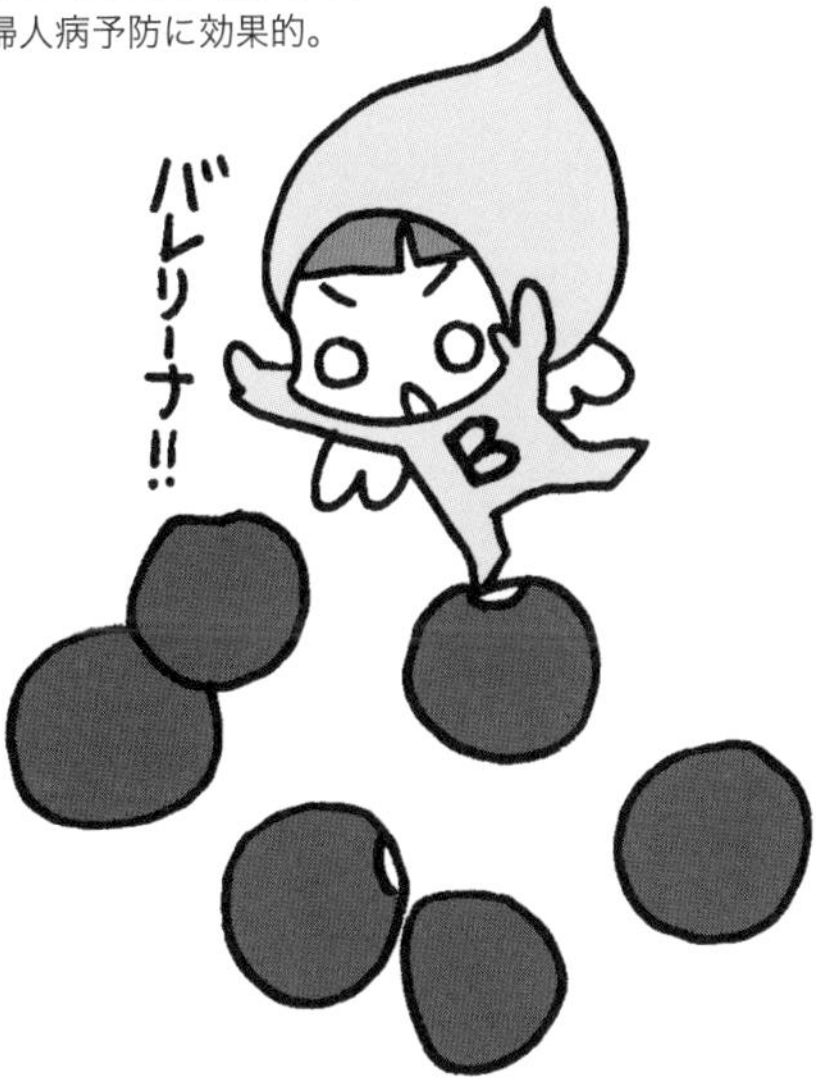

▲ 白インゲン豆
エネルギーの消費を促進する作用がある。

ピーナッツ、ゴマは B型の体に合わない

ナッツ類はB型にとってインスリン分泌を妨げるレクチンを含んでいることが多く、おすすめできる食品はあまりありません。特に、ピーナッツは肝臓の働きを妨げるレクチンを含んでいるので要注意です。

一方、豆類は、赤インゲン豆、白インゲン豆、赤大豆なら、B型の体質に合います。これらは、卵・乳製品と並んでB型におすすめできるタンパク源です。

それから、料理のアクセントとしてよく使われるゴマは消化も悪く、B型の代謝を下げてしまいます。すりゴマならまだしも、そのままの炒りゴマは多量に振りかけるのはやめましょう。

Bad! B型さんが“太りやすい”油・調味料

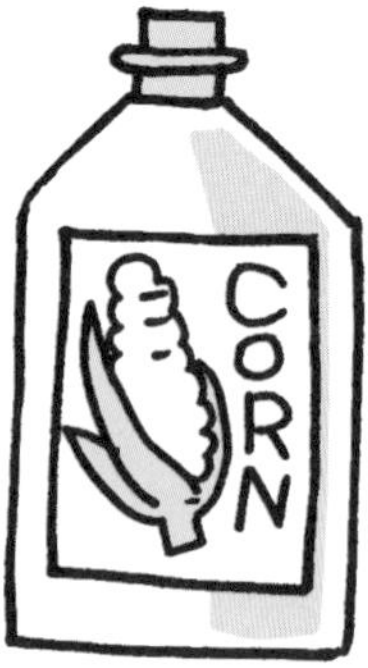

特に注意

◀ コーン油

含まれるレクチンが、B型の消化管に悪影響をおよぼす恐れが。

▲ ピーナッツ油

ピーナッツ同様、ピーナッツ油もB型の体質には合わない。

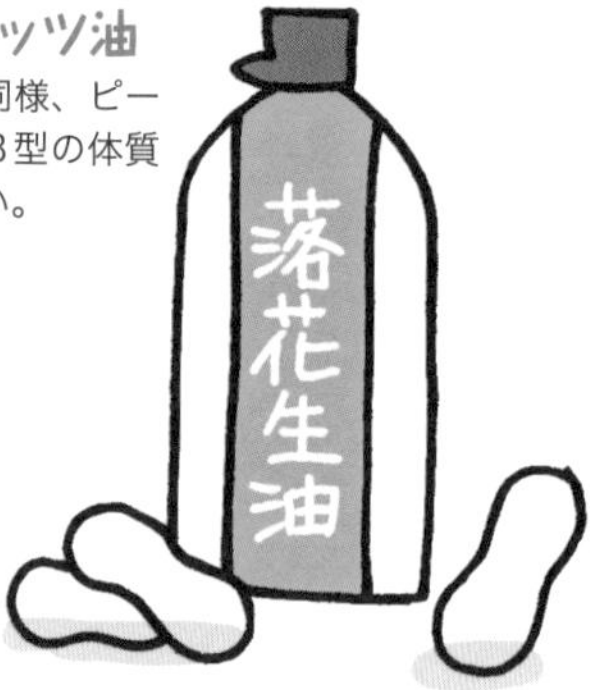

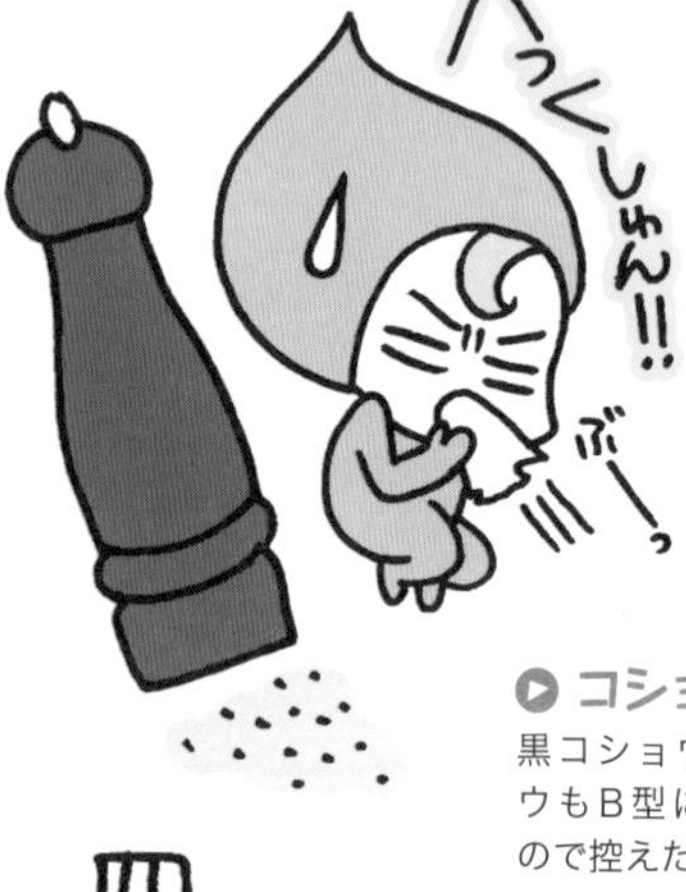

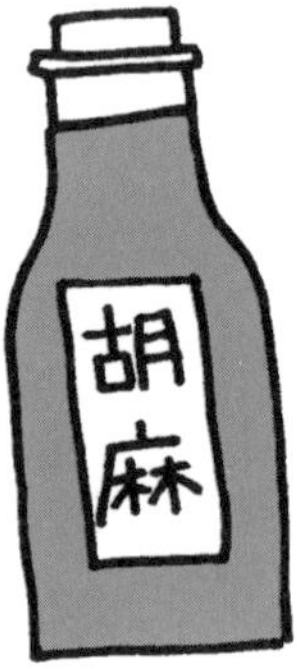

◀ ゴマ油

消化管に有害なレクチンを含んでいるので避けたほうがよい。

▶ コショウ

黒コショウも白コショウもB型には合わないので控えたい。

◀ ケチャップ

ケチャップの主成分であるトマトはB型の体質には合わない。

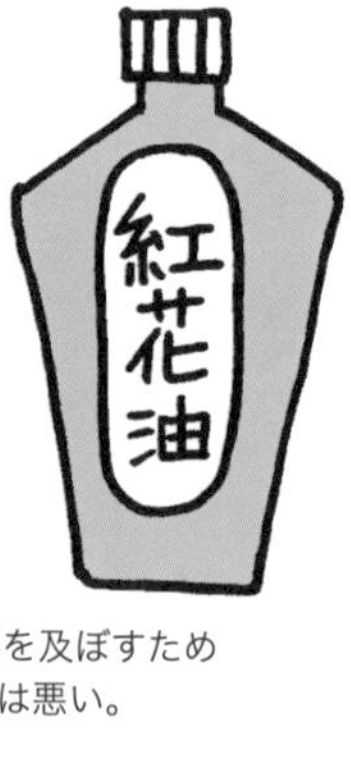

▼ 紅花油

消化に悪影響を及ぼすためB型との相性は悪い。

Good! Ｂ型さんが“太りにくい”油・調味料

カレー粉
ピリッとしたスパイスのカレー粉はＢ型にいい刺激をもたらす。

オリーブ油
どの血液型にも凝集反応を起こさない万能油なのでＢ型も安心。

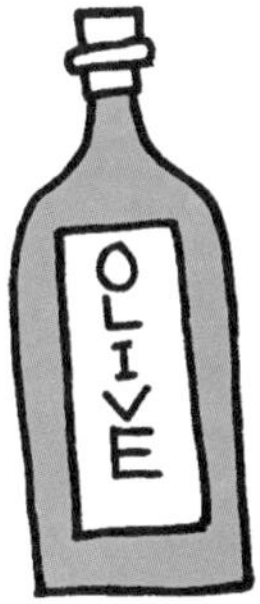

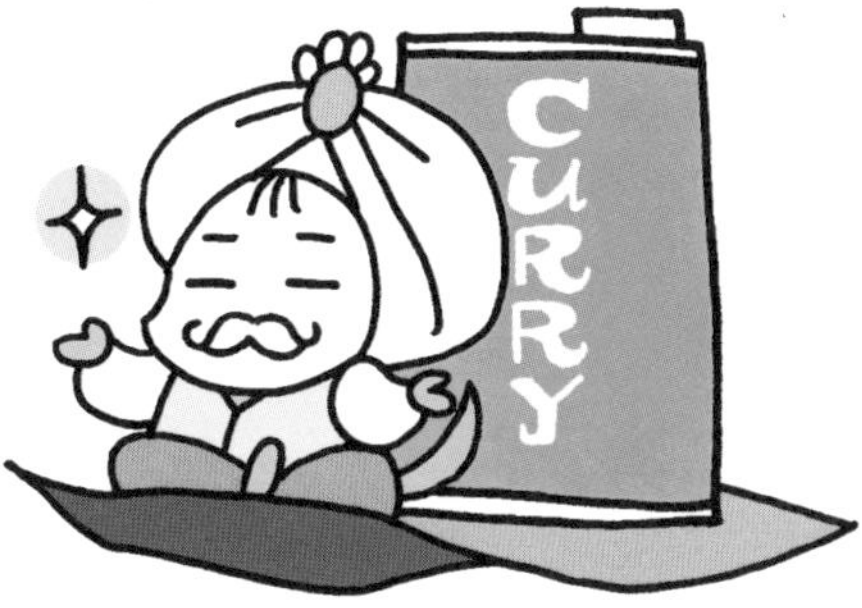

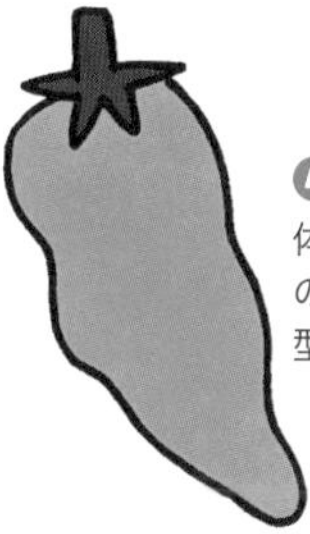

赤トウガラシ
体を温めてくれる働きのあるトウガラシはＢ型との相性がよい。

マヨネーズ
Ｂ型に合う卵を原料にしたマヨネーズはおすすめできる調味料。

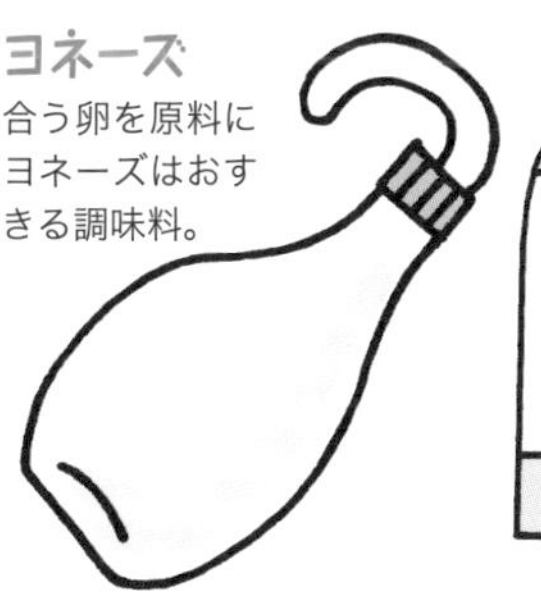

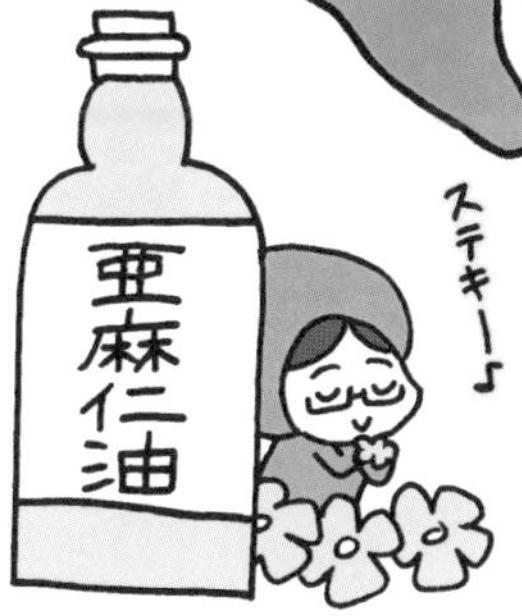

亜麻仁油
リネンの原料、亜麻からつくった油。別名フラックスシードオイル。

油はオリーブ油をマヨネーズはＯＫ！

幅広い食材が体質に合うＢ型ですが、体質に合う油はあまりありません。油を選ぶなら、どの血液型にとっても凝集を引き起こさないオリーブ油や亜麻仁《あまに》油《ゆ》がおすすめです。

調味料については、カレー粉がＢ型の体質に合います。ただし、市販のカレールーは、Ｂ型を太らせる小麦粉も多く含まれているので注意しましょう。

また、卵を使ったマヨネーズはＢ型の体質に合いますが、トマトを使ったケチャップは合いません。さらに、Ｂ型の胃を荒らしやすいシナモン、コーンスターチ、大麦麦芽の甘味料なども控えるようにしてください。

Bad! B型さんが“太りやすい”嗜好品

△ ケーキ
小麦粉を使ったものでは
なく米粉のケーキならOK。

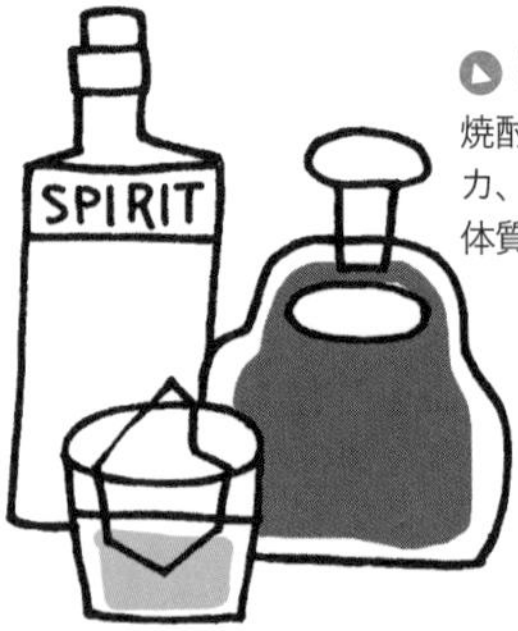

▷ 蒸留酒
焼酎、ウィスキー、ウォッカ、ジン、ラム酒などは体質に合わない。

△ 小麦粉を使ったスイーツ
インスリンの働きを妨げる小麦粉はダイエットに×。

▷ 炭酸飲料水
B型の体質には炭酸が合わない。

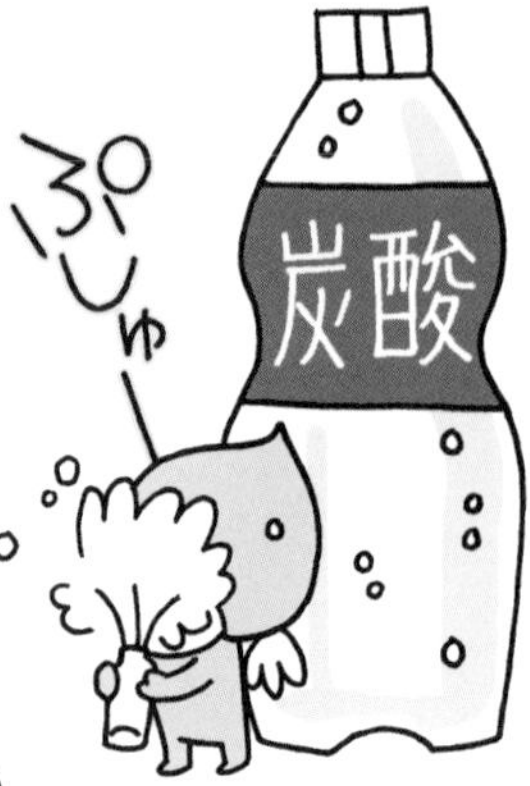

▽ カステラ
小麦粉の割合が多いカステラも控えたほうがよいスイーツ。

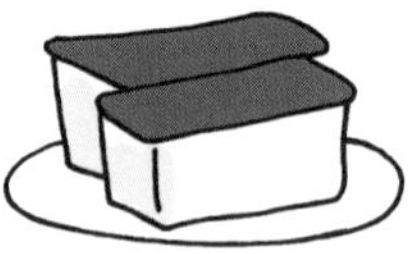

スイーツは乳製品を食後のお茶が効果的

小麦粉はインスリンの働きを妨げるため、B型に合いません。ちまたにあふれているさまざまなスイーツには、小麦粉がふんだんに使われています。スイーツを買うときには、砂糖の量だけでなく小麦粉の量にも注意して、なるべく乳製品がメインのものを選びましょう。例えば、ケーキならショートケーキではなくチーズケーキを、小麦粉ではなく米粉を使ったものを選ぶよう心がけてください。

それから、B型の体調を整えるのには緑茶やハーブティーが有効です。お酒を飲むなら、B型の体質に合ったビール、赤ワイン・白ワインがおすすめです。

Good! B型さんが“太りにくい”嗜好品

紅茶

B型はコーヒーよりも紅茶を飲むようにしたほうがよい。

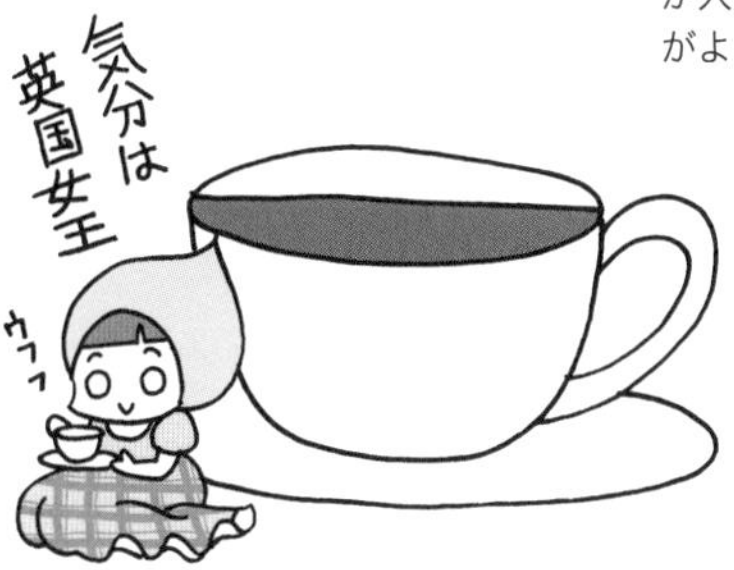
気分は英国女王
ウフフ

赤・白ワイン

B型は赤・白どちらもOK。酸化防止剤が入っていないほうがよい。

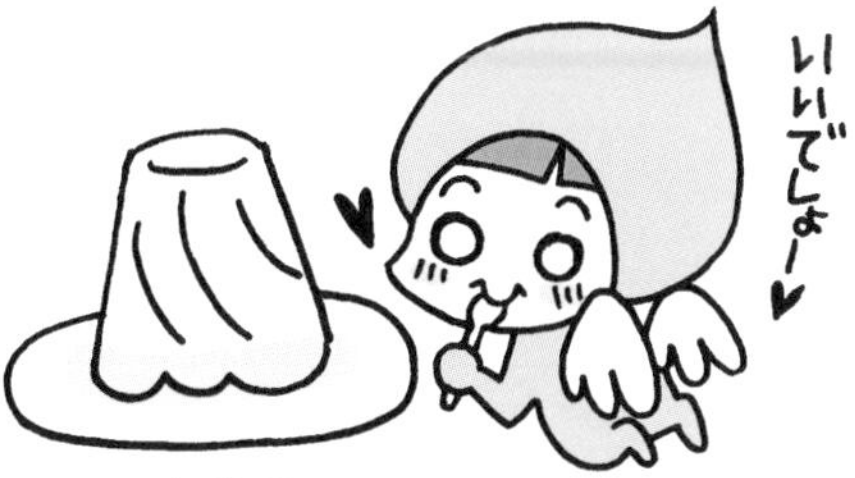
いいでしょー

牛乳がメインのスイーツ

乳製品でも植物性油脂が入っていないものを選ぼう。

緑茶

体調を整えてくれる緑茶を食後に飲むのがおすすめ。

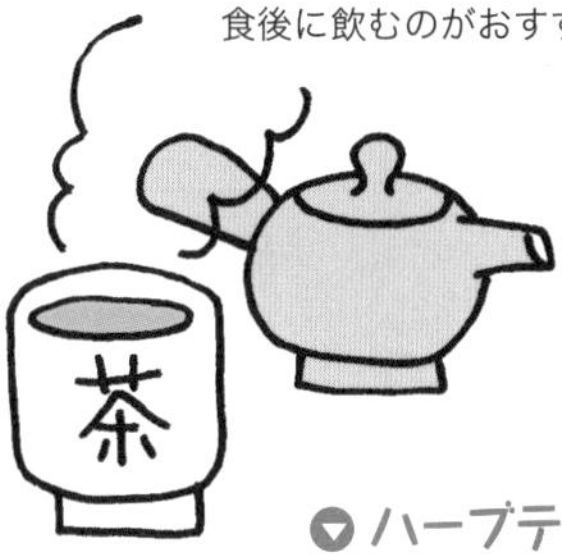
茶

ハーブティー

フレッシュなハーブはビタミンが豊富なので体の浄化を助けてくれる。

ビール

B型もたしなめるアルコール飲料だが、飲みすぎには注意しよう。

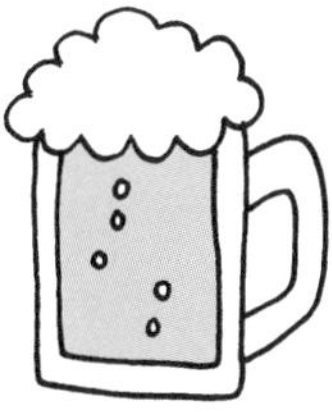

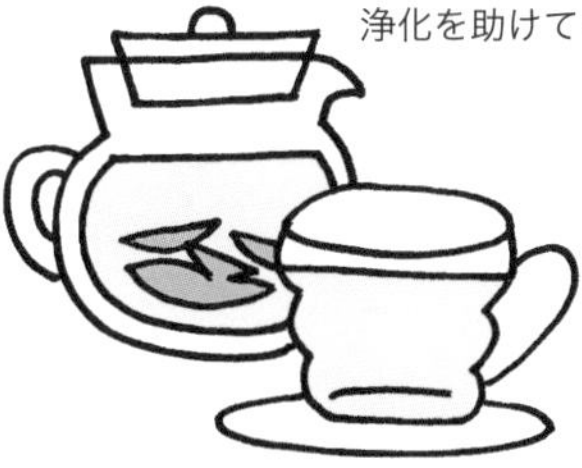

Column 1

血液型の基礎知識

血液型遺伝の一例

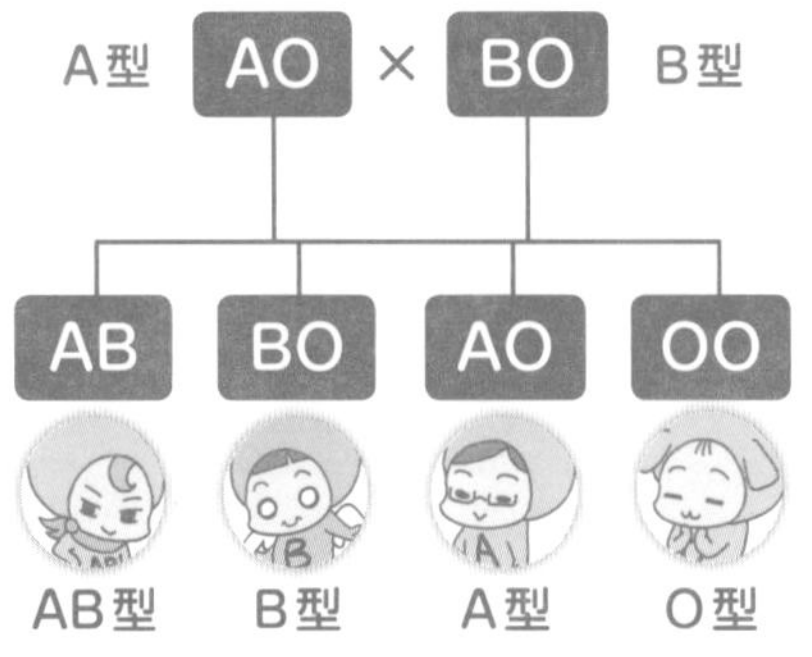

血液型はどうやって決まるの？

自分の血液型は、両親の血液型の組み合わせによって決まります。単純にA型と言っても、AA型とAO型があることを知っていますか？

- AAまたはAO→A型になる
- BBまたはBO→B型になる
- OO→O型になる
- AB→AB型になる

OはA、Bに対して劣性となるため、AO、BOの両親から生まれる子供の血液型はA、B、O、ABすべての可能性があります。逆にOO同士の両親からはO型の子供しか生まれません。

O型はみんなの人気者だけど…？

輸血は同じ血液型で行われるのが前提ですが、緊急時、患者の血液型がわからなければ暫定的にO型の血液を輸血することがあります。A、Bに対して劣性のO型は、すべての血液型にとって輸血しても拒絶反応を起こす危険性がないからです。しかし、O型自身は同じくO型の血液しか受け付けません。

B、AB型にも頼られるが…

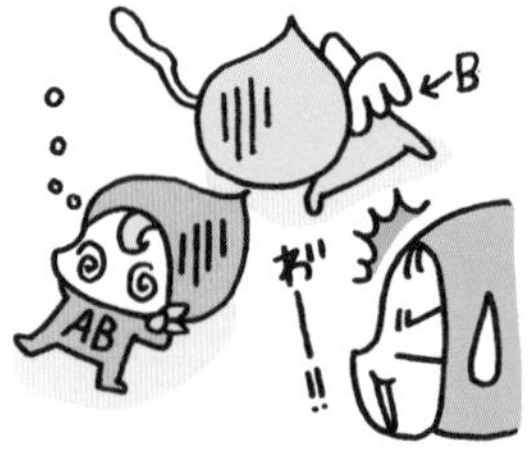

O型はA型にも…

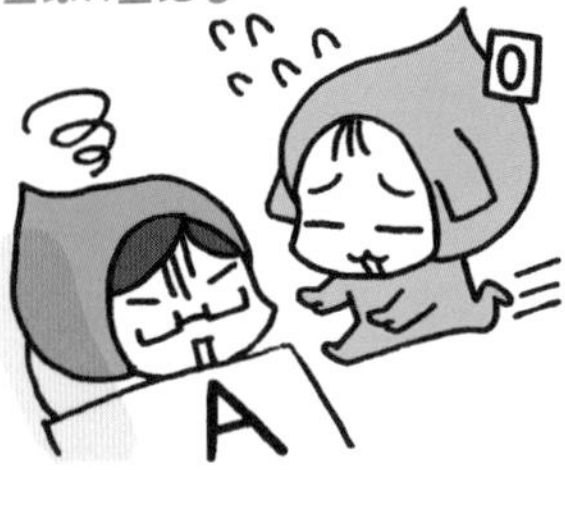

O型のピンチはO型しか救えない…。

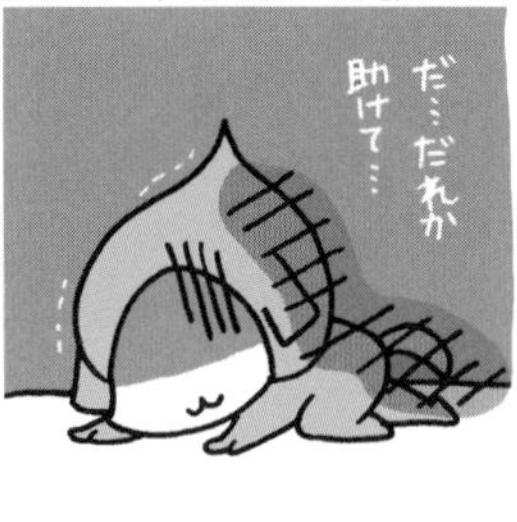

第3章

食事で実践！ B型さんダイエット

第2章で紹介した「太りにくい食材」を使って、実際にどのようなメニューが自分の血液型に合っているかを紹介します。毎日の生活にぜひ役立ててください。

check!!

B型さんの ダイエット料理をチェック！

痩せやすい体をつくるための食事のポイントを
押さえれば、よりダイエットが効率的に。
さらに、簡単に挑戦できるダイエットレシピも紹介します。

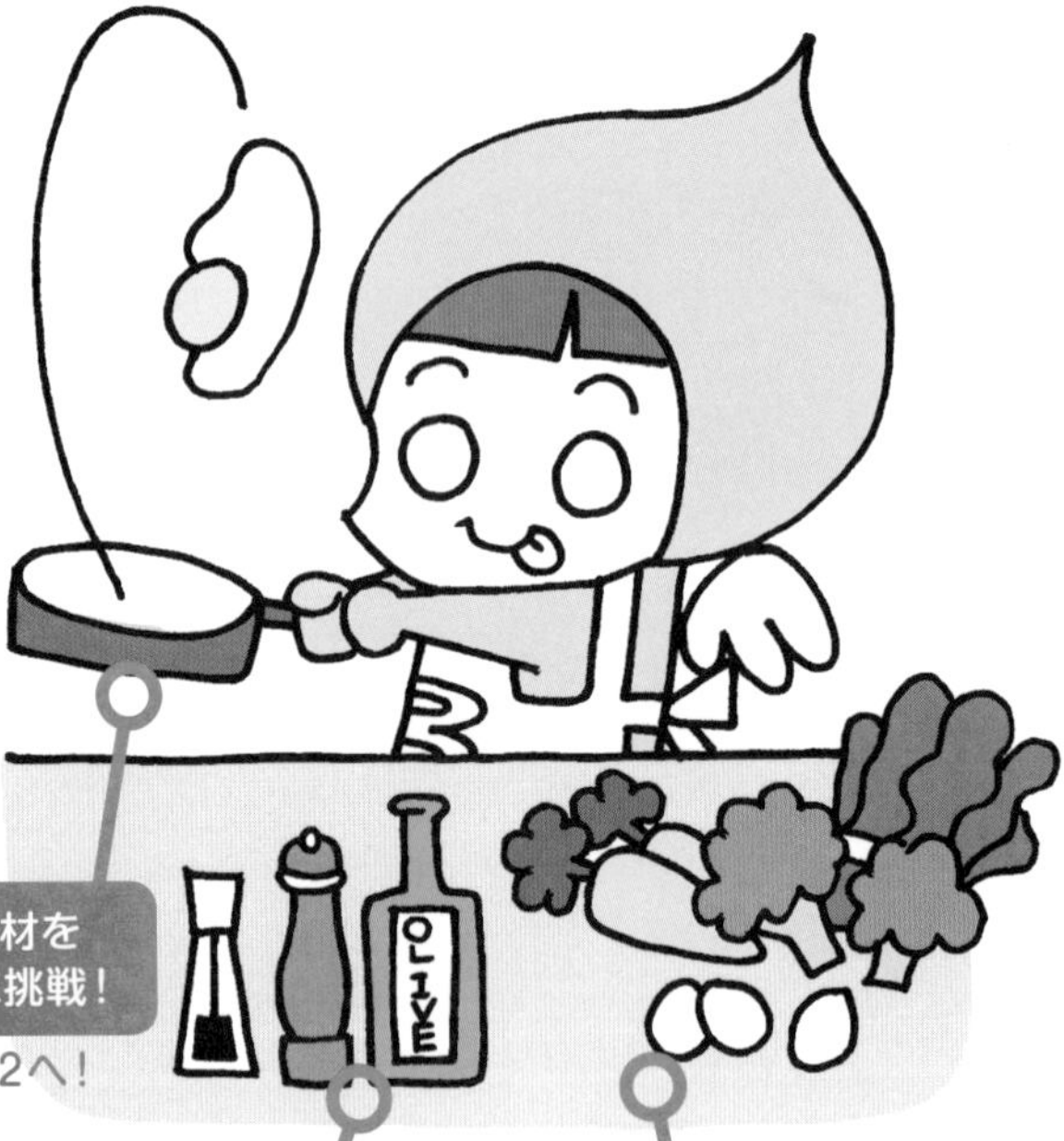

Recipe

太りにくい食材を中心にレシピに挑戦！

▶ 詳しくは P62へ！

Cooking

油や調味料に注意しよう

▶ 詳しくは P55へ！

How to eat

旬の食材を取り入れよう

▶ 詳しくは P51へ！

実践
1

痩せやすい体をつくる食の心得

ただカロリーを減らしても美しい体は手に入りません。まずは押さえておきたい食事の基本的な考え方を紹介します。

旬を意識した食事が基本！

キャベツ、ブロッコリー、パセリなど

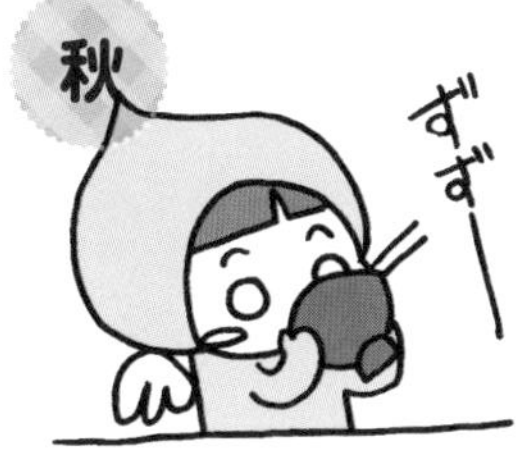

サツマイモ、シイタケなど

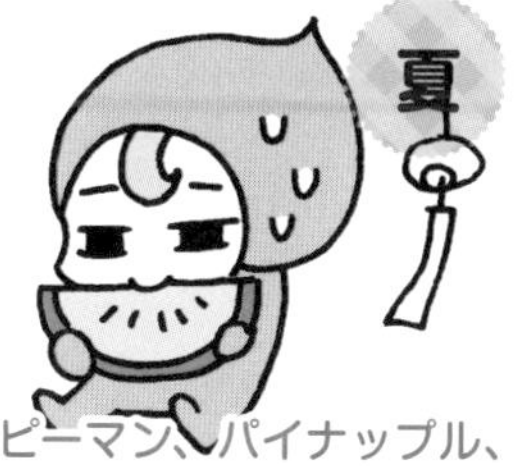

ピーマン、パイナップル、ナスなど

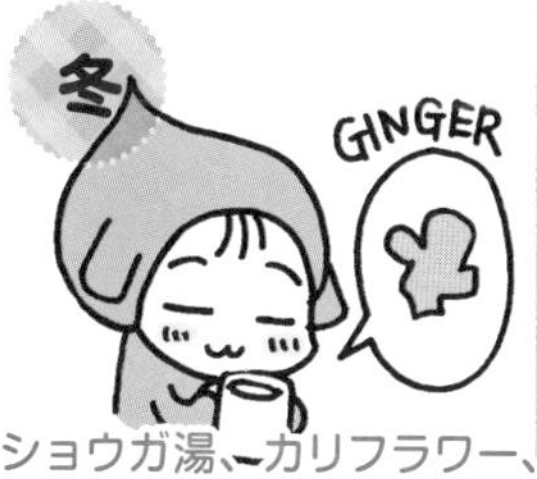

ショウガ湯、カリフラワー、ハクサイなど

旬の食材を選んで質の高い食事をしよう

美しく痩せるためには、体のコンディションに合わせて栄養をとることが必要です。そのために大切なのが季節を意識した食事。本来自然とともにあるはずの私たちが旬のものをその時期に合わせた調理法で食べることは、食生活の基本なのです。

血液型に合った食材を中心に、春は食材をやわらかく煮て食べ、夏は水分の多い消化のよい野菜を選ぶこと。秋になったら生野菜は控え、冬には根菜など体が温まる食材を食べましょう。

栄養の吸収を高める野菜の食べ方

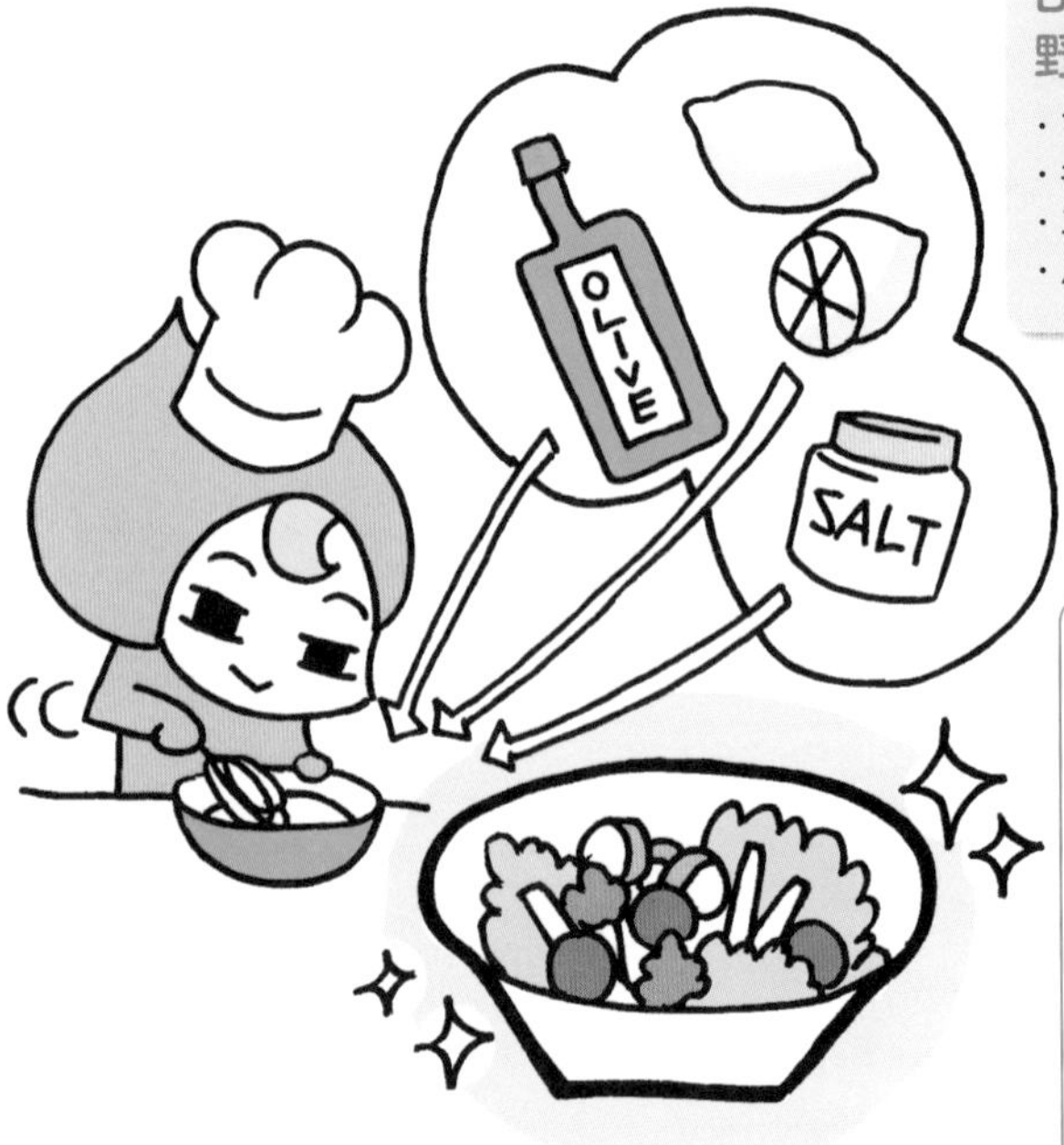

B型におすすめの野菜サラダ

・ブロッコリー
・キャベツ
・ニンジン
・パセリ

オリーブオイルドレッシングの作り方

エキストラバージンオリーブオイル大さじ3、レモン汁大さじ3、天然塩少々を密閉容器に入れてよくふる。少し白くなればでき上がり。好みでビネガーやしょうゆ、コショウ、パセリ、バジルなどを加えてもOK。

ノンオイルよりも少量のオリーブ油を

生野菜を食べればヘルシーで、ドレッシングはノンオイルがよいと思っている人がいますが、野菜の栄養素を体の中に十分取り込むためには、油分が必要です。冬場には体を冷やすので控えたほうがよいと言われる生野菜も、油分と一緒にとると体の冷えを予防できるのです。

ただし、市販のドレッシングは油がよくない可能性もあるので、オリーブ油で自家製ドレッシングを作るとよいでしょう。オリーブ油はどの血液型にもおすすめできる油です。

また、自分の血液型に合う野菜を原材料とした、野菜ジュースを飲むのも効果的です。

毒にあたらないための肉の食べ方

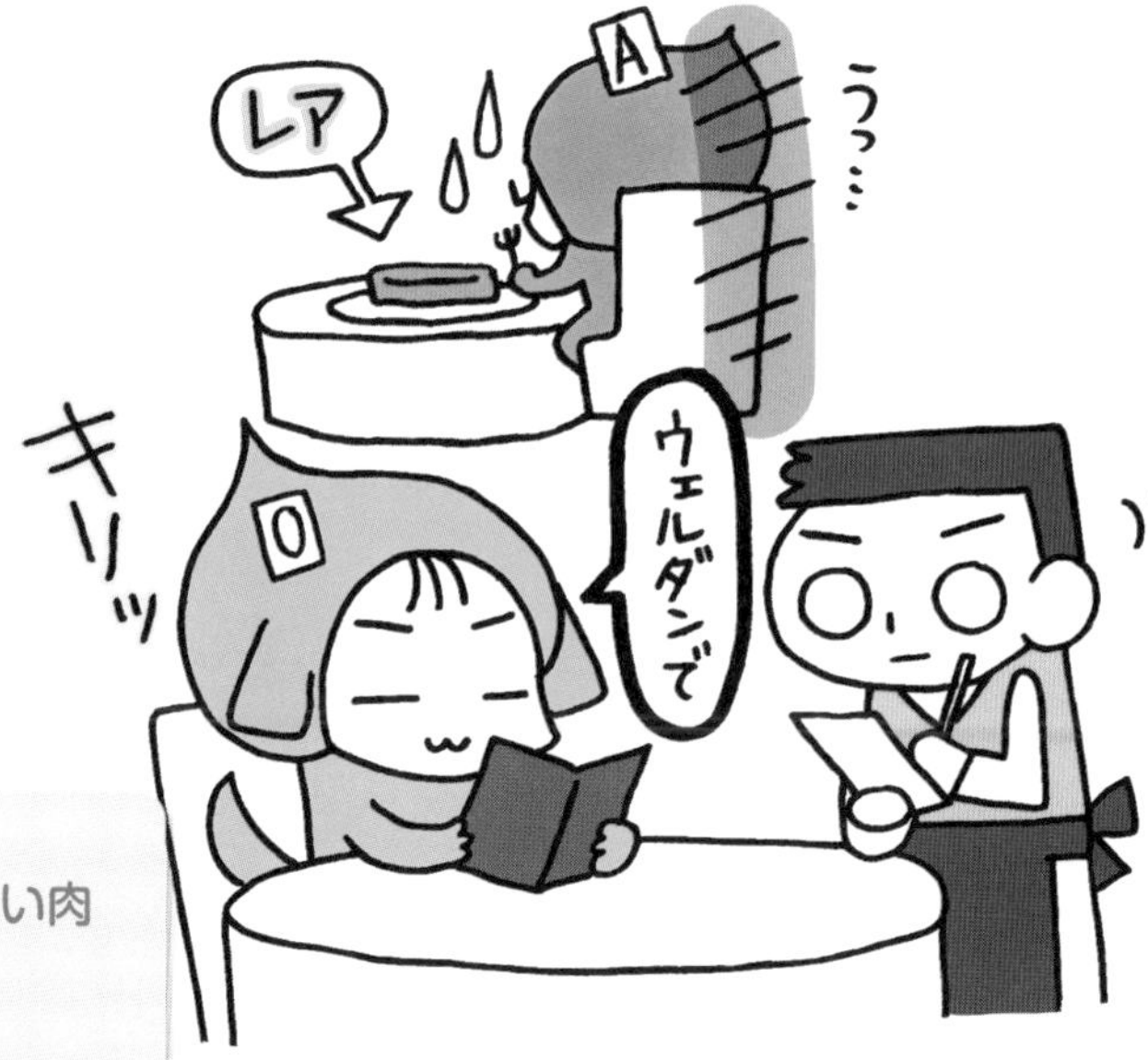
レア
A
うっ…
ウェルダンで
キリッ
O

B型が特に気をつけたい肉

- 鶏肉
- 豚肉
- 鴨肉

焼き加減はミディアムよりもウェルダンで

人間の体は「弱アルカリ性」を保つのがよいと言われています。血液型にかかわらず、健康な体をつくるうえで大切なのは、「酸性」の肉と「アルカリ性」の野菜を、どちらか一方に偏り過ぎることなく、バランスよく食べることです。

ステーキなどは一般的にレアやミディアムが美味しいと感じやすいですが、肉は病原体をもっている可能性もあり、その肉が自分の血液型に合わない場合、火の通りが足りないと毒の影響が出やすくなります。また、パセリなどが肉の毒を消し、消化吸収を助ける働きがあるので併せて食べるとよいでしょう。

甘いもの、お酒との付き合い方

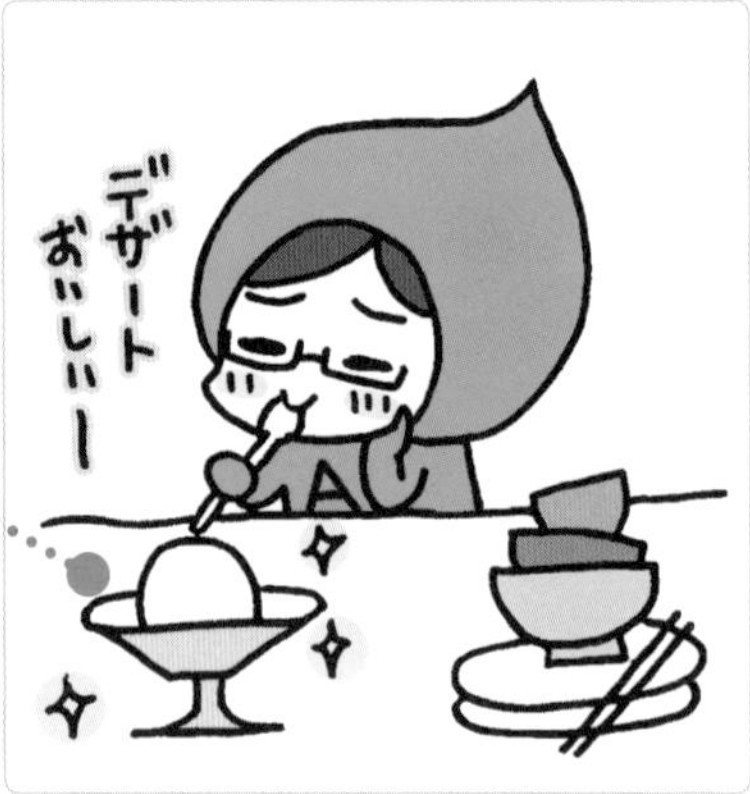

甘いものは必ず食後に

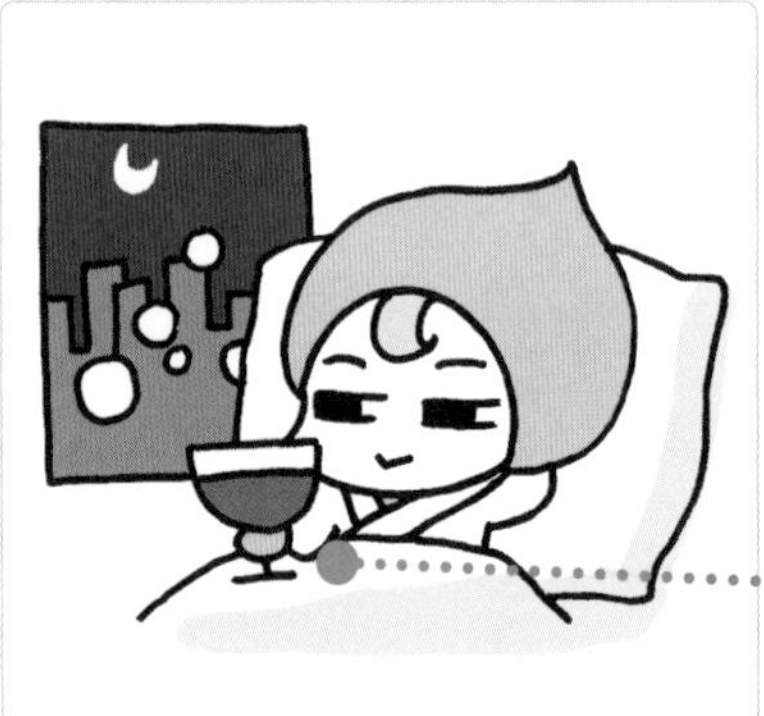

寝付けないときは
1杯のワインを

急激な血糖値の上昇が悪循環を招く

ダイエットの敵は甘いものです。甘いものを食べると血糖値が上がって一時的に疲れが取れたように感じますが、急激に上がった血糖値は急降下するので、さらに甘いものが食べたくなる悪循環に陥ります。これを避けるために、甘いものは必ず食後に食べるようにしてください。

また、夜更かしせずに睡眠を充分とることで、体脂肪の減少を促進することができるので、ダイエットの際には早寝を心がけ、就寝2時間前には食事を済ませておくのが理想的です。なお、なかなか寝付けない人は、就寝前にワインをグラス1杯飲むのもよいでしょう。

実践

2

B型さんのダイエット料理のポイント

血液型ごとに合う調理方法にも違いがあります。合う食材と組み合わせて取り入れればさらに効果アップ！

Q B型さんのダイエット料理は？

A ▶オリーブ油を活用すればバラエティ豊かな料理が可能

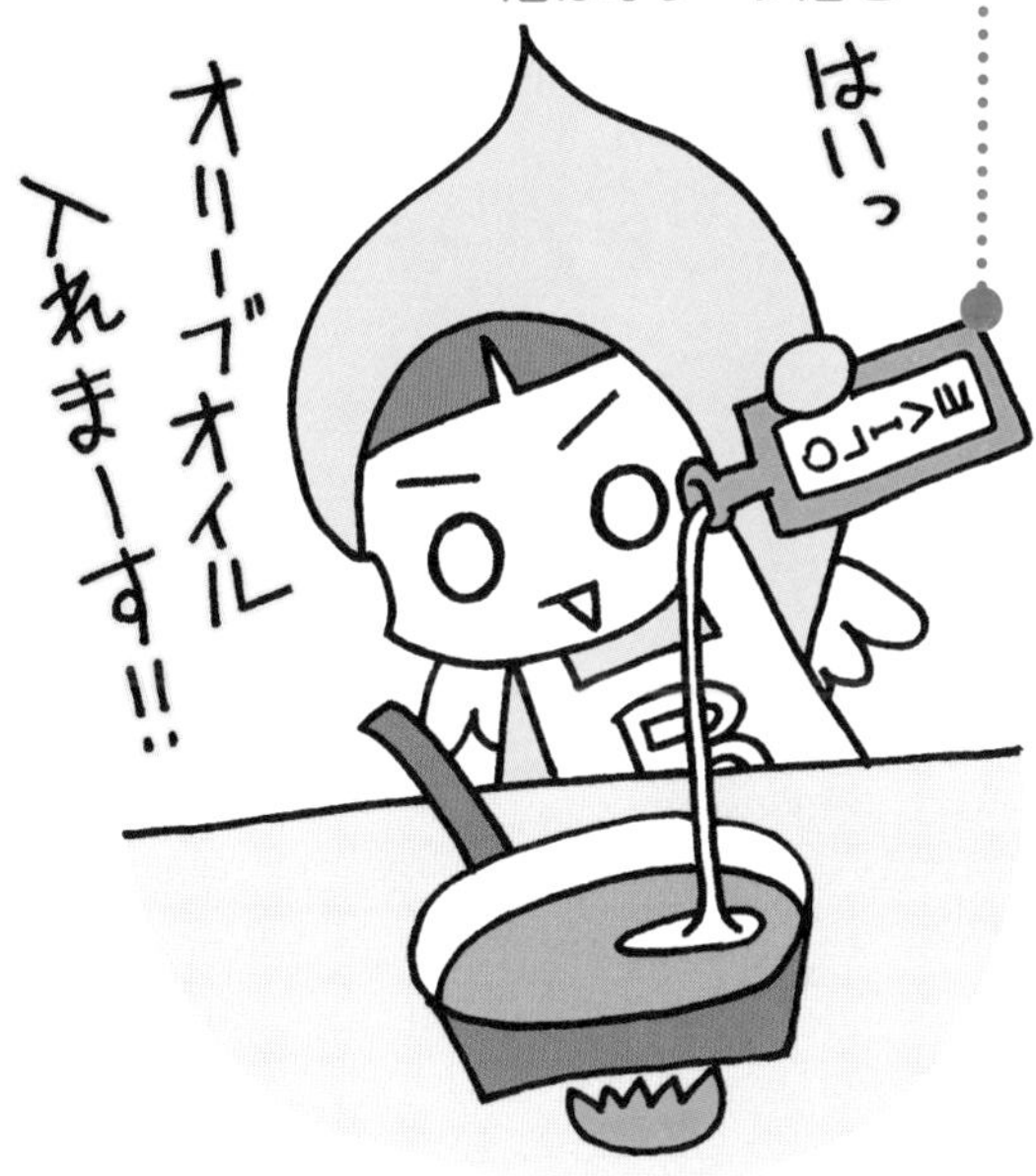
しょうゆ、コショウは控えめ
油はオリーブ油を
はいっ
オリーブオイル入れまーす!!

幅広いレシピでダイエット ただし油と調味料に注意

基本的にB型はバラエティ豊かなメニューを楽しむことができます。和食、洋食、中華など、体に合う食材を中心にさまざまなレシピに挑戦してください。

ただし、調理の際は油や調味料も、体に合ったものを選ぶよう注意が必要です。炒め物の油にはゴマ油やコーン油ではなくオリーブ油を使うようにしましょう。そして、調味料はカレー粉やパセリがB型におすすめです。コショウやしょうゆは使い過ぎに注意してください。

B型さんのベストな“朝食”の一例

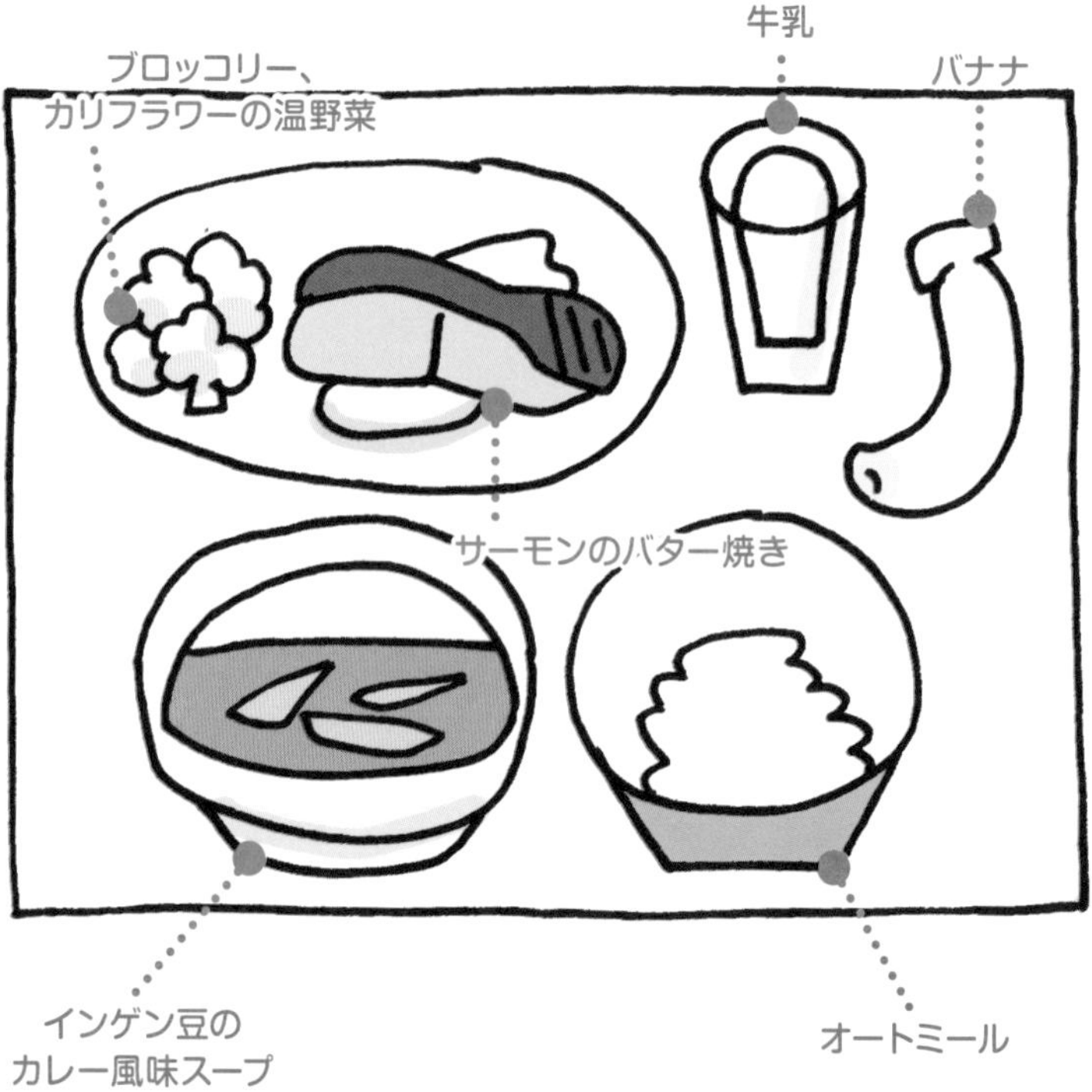

さまざまなメニューを
バランスよく組み立てて

B型は比較的バラエティに富んだ食材を選ぶことができるので、食材を上手に組み合わせて朝・昼・夜の食事をバランスよくとるようにしましょう。

朝食はパンではなくなるべく米を。B型の体に合う乳製品を使ったオートミールを選ぶのもおすすめです。また、B型の人は、朝にバナナと牛乳をとるのもダイエット効果が望めます。

それから、肉類を食べるときは必ず野菜も併せて食べられるメニューを選ぶとよいでしょう。体に合う野菜を煮込んだ具だくさんスープなども、効率よく野菜をとることができるので、ぜひ加えてほしいメニューです。

B型さんのベストな“昼食”の一例

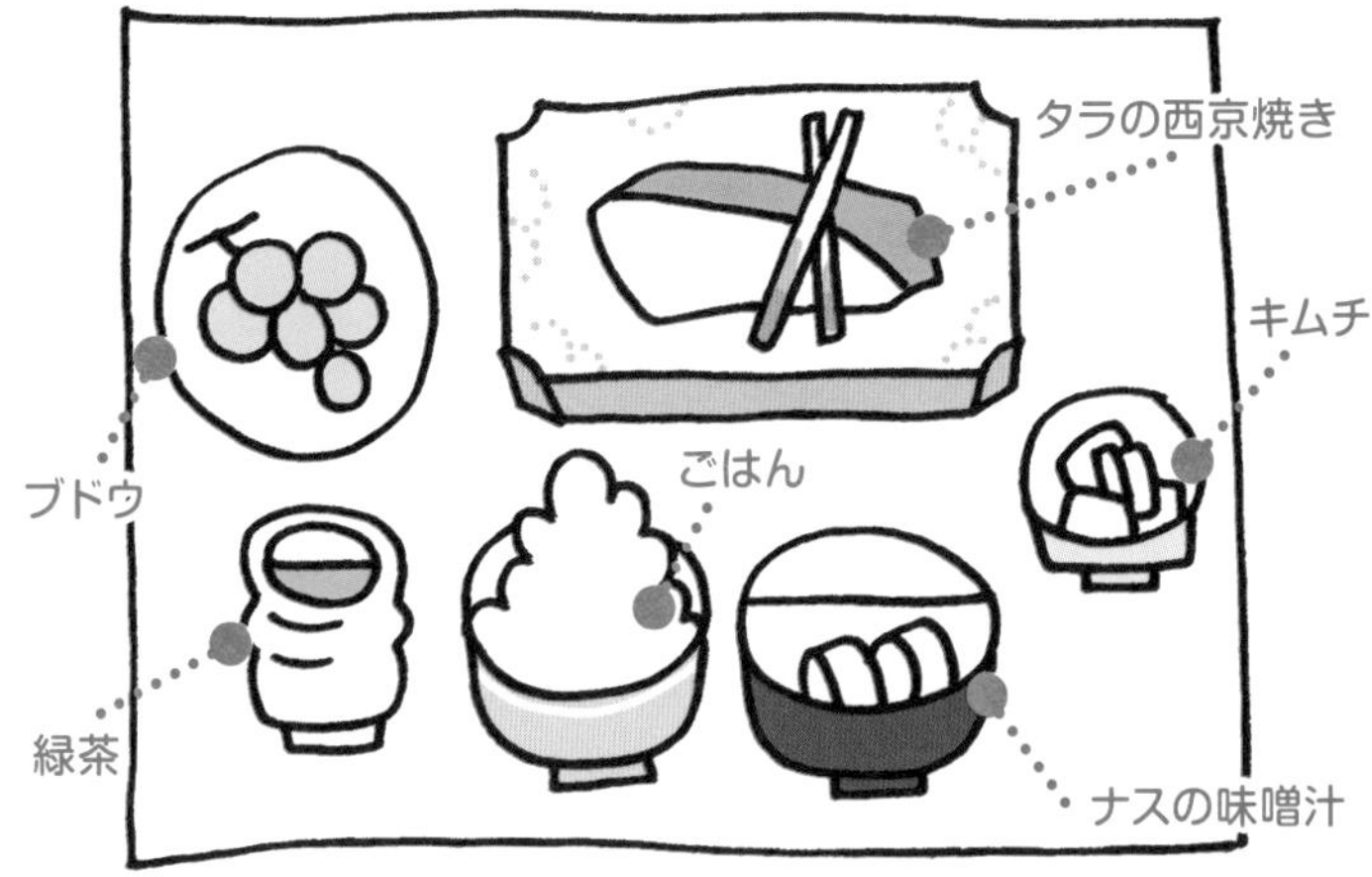

B型さんのベストな“夕食”の一例

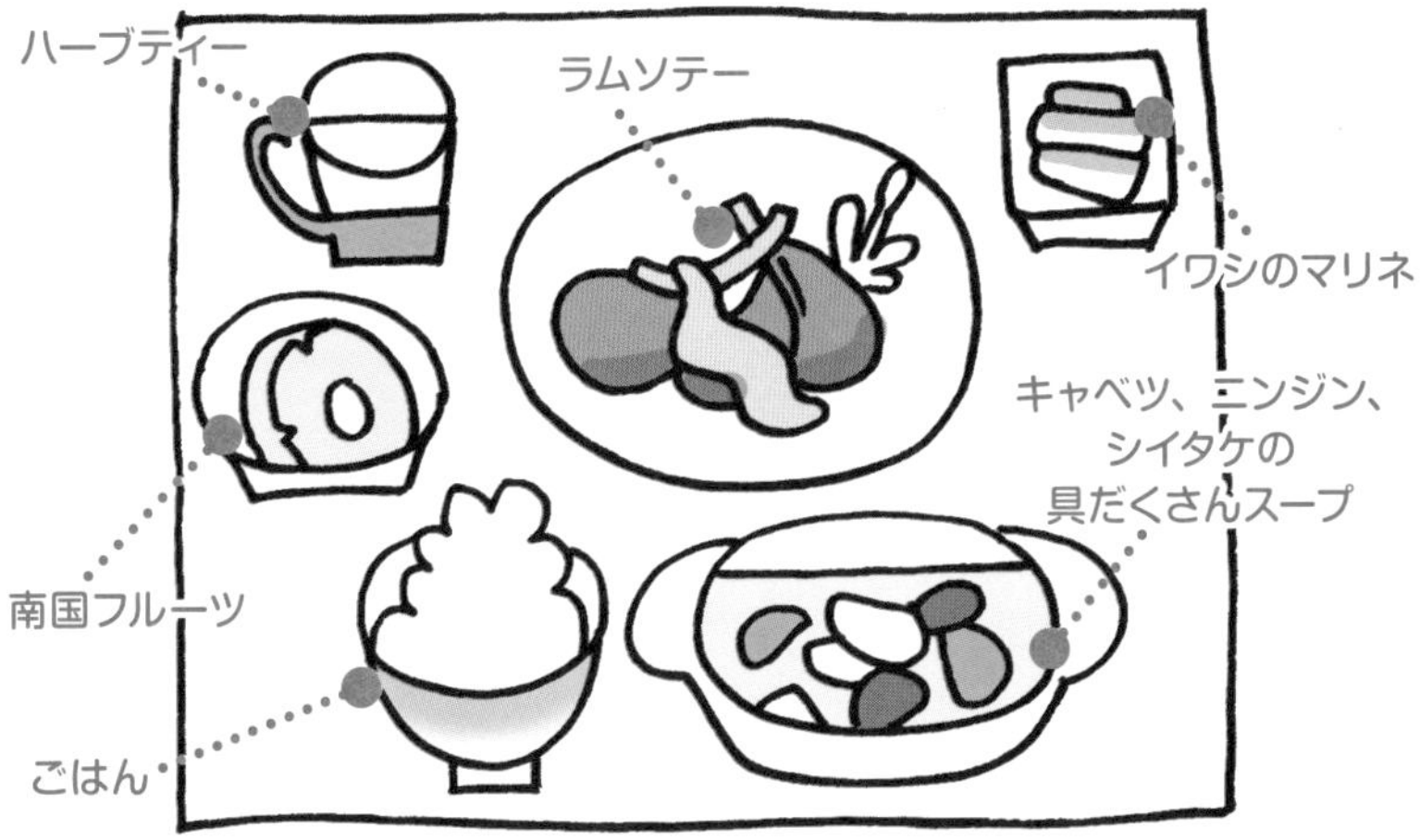

実践 3

B型さんの太りにくいおやつ

Q B型さんの間食は？

▶上手にとれば血糖値が安定 A

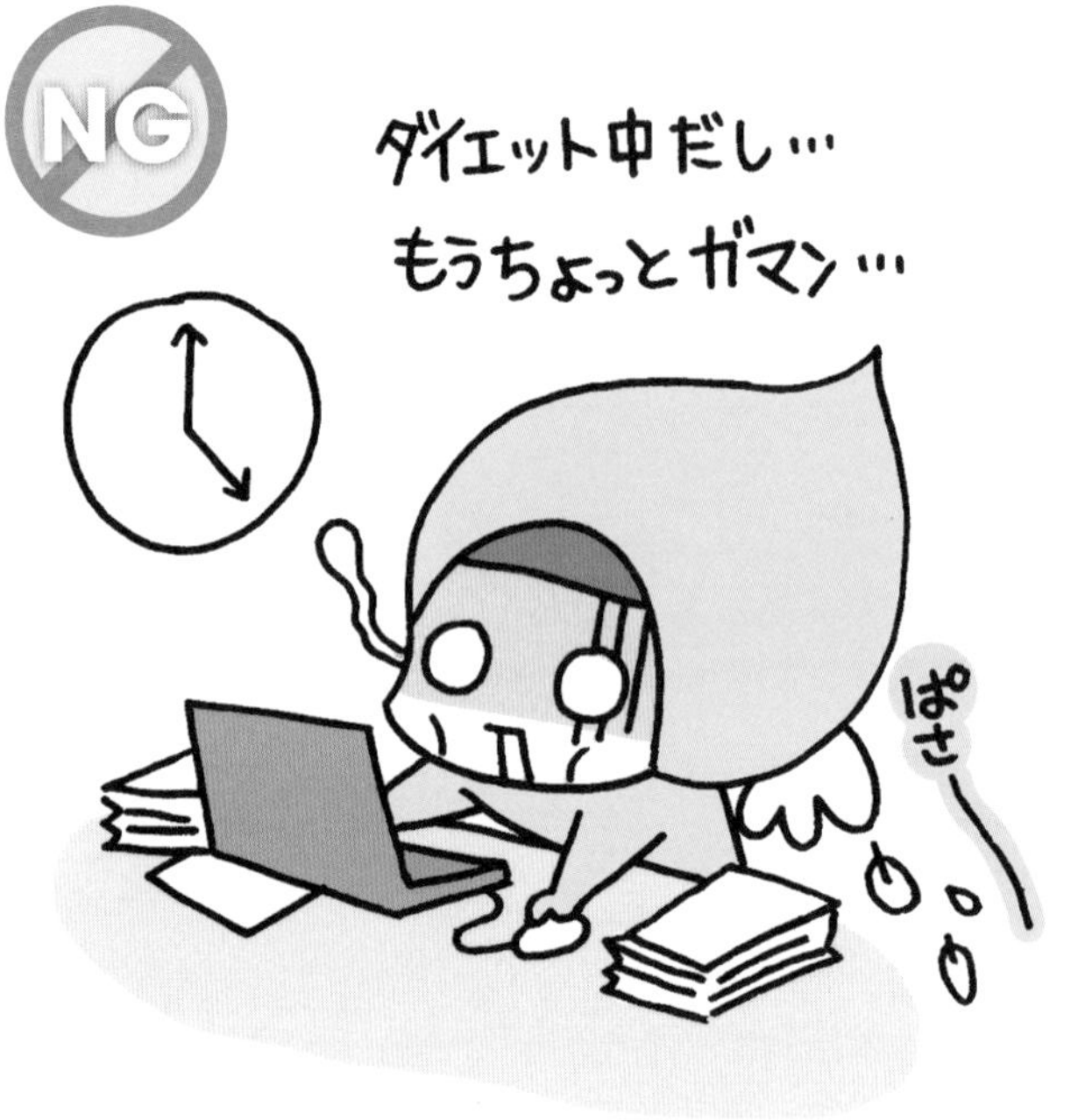
NG
ダイエット中だし…
もうちょっとガマン…
ぱさー

ダイエット中はおやつなんて厳禁と思いがちですが、「血液型ダイエット」では間食OK！上手な取り入れ方を紹介します。

ヨーグルトなどの乳製品がおやつに最適

B型は血糖値が下がりやすいので、上手に間食をとって血糖値を安定させることが必要です。例えば、体質に合う乳製品やフルーツをとるのがよいでしょう。パイナップル、バナナなどのフルーツの入ったヨーグルトを食べるのもおすすめです。

ただし、ケーキやパンなど小麦粉を使ったスイーツは太りやすいので、食べ過ぎに注意しましょう。B型の人は、おやつと一緒にハーブティーを飲むと、心も体もすっきりします。

積極的にとりたいおやつ

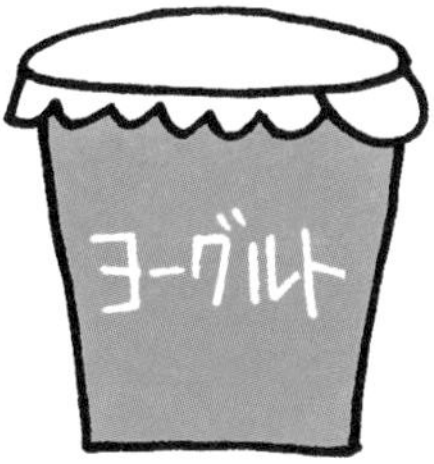

◀ヨーグルト

▼焼きいも

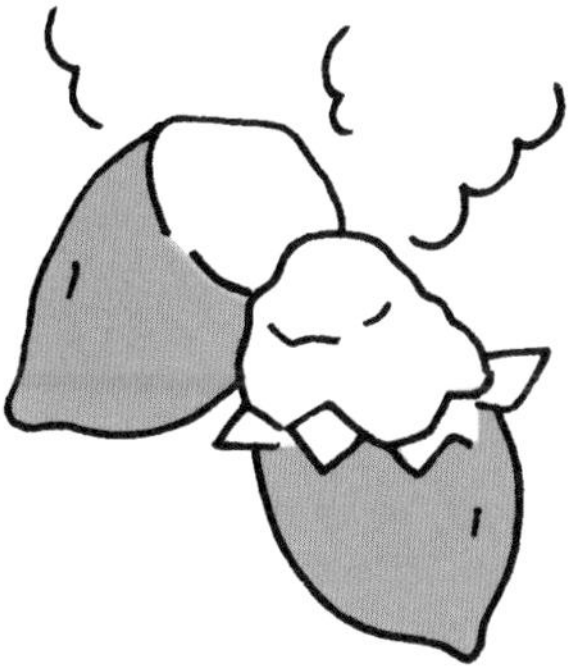

▼チーズケーキ

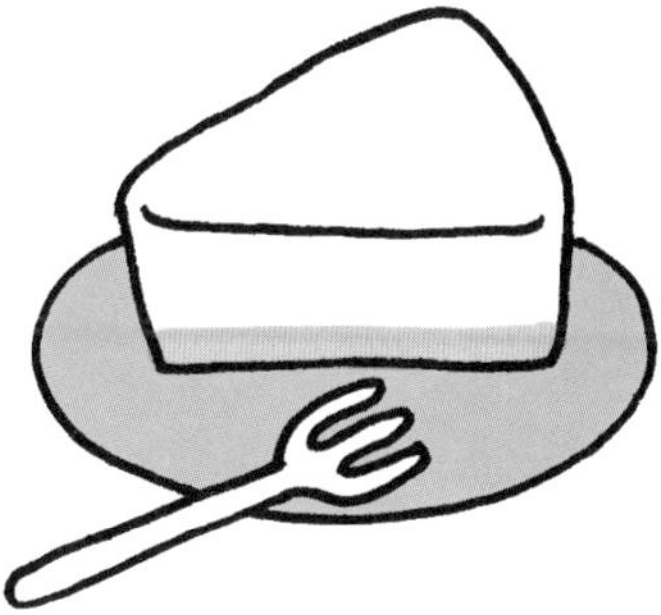

おすすめの組み合わせ一覧

おやつ		飲み物
焼きいも	と	緑茶
ヨーグルト	と	ローズヒップティー
チーズケーキ	と	紅茶
バナナ	と	牛乳

B型さんの太りにくい外食

カロリーオーバーになりがちな外食ですが、ときには息抜きも必要。ただしメニューの選び方にひと工夫を。

Q B型さんの外食ポイントは？

A ▶メニューを選べば、外食もOK！

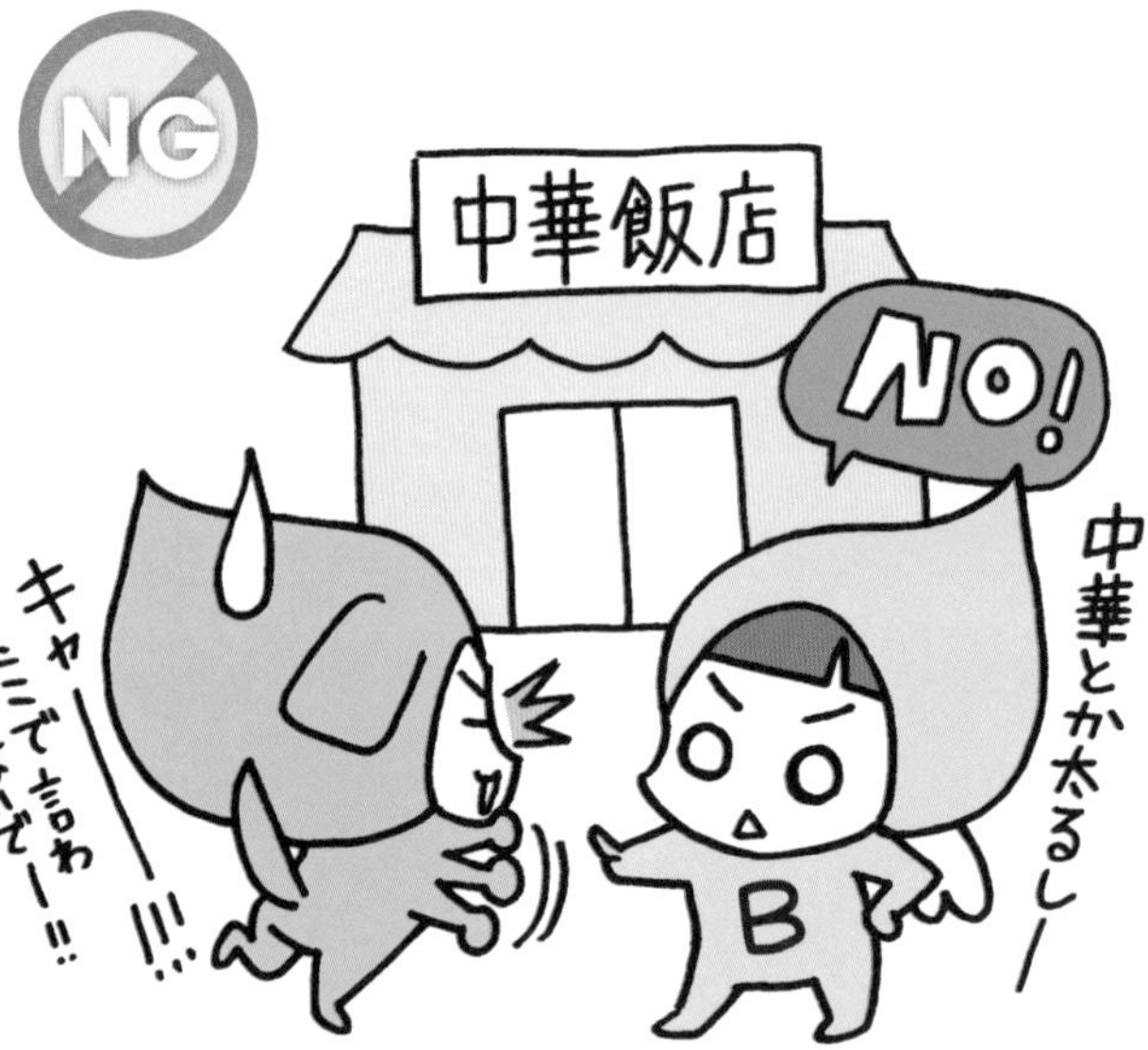
NG
中華飯店
NO!
中華とか太るしー
キャ―――!!!
ここで言わないでー!!

外食でも考え方は同じ 体にいい食材を選ぼう

外食の場合は、なかなか思い通りに食材を選べないということもあるでしょう。でも、神経質になる必要はありません。このダイエット法は、一日できなければもうそれで失敗というものではありません。一日くらい体に悪いものを食べてしまっても、その後何日か体によいものを中心に食べればよいのです。体に合わないものを一切排除しようとするのではなく、バランスをとりながら、よりよいメニューを選びましょう。

迷ったらこれを選ぼう！

イタリアン

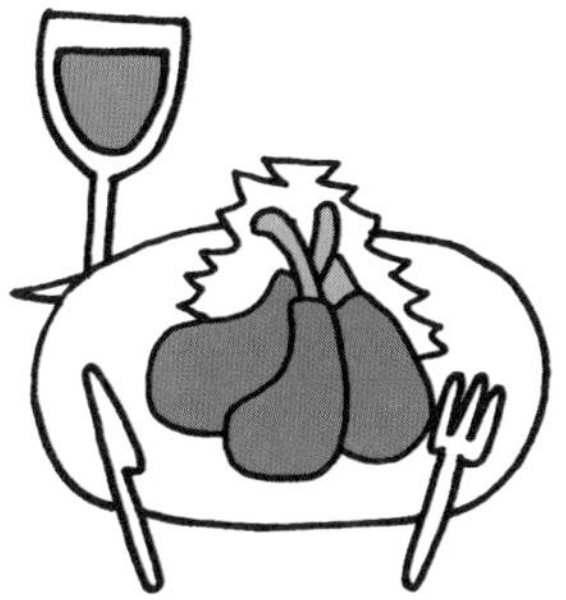

ラムチョップと赤ワイン

羊肉はB型の体に最も合うお肉。さらにチーズを使った料理を選んでも。

ハンバーガーショップ

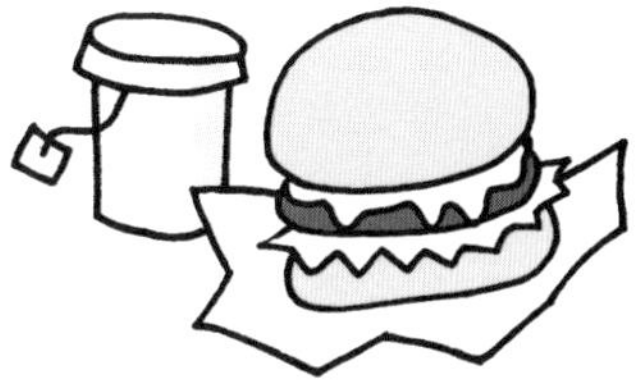

チーズバーガーと温かい紅茶

栄養が偏りがちなハンバーガーは、B型の体に合うチーズをプラス。

居酒屋

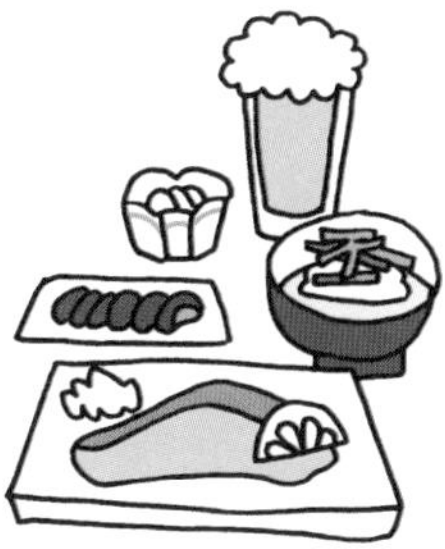

サケのバター焼き、ナス漬け、キムチ、お茶漬けとビール

居酒屋では魚や野菜を中心にセレクト。ビールはB型の体には合う。

中華料理

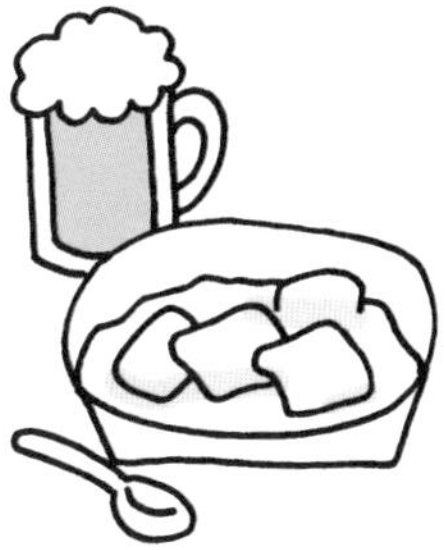

白菜のクリーム煮とビール

油が多い中華では、乳製品と野菜が多いものをセレクトしよう。

お肉の代わりにお米を入れて！
ロールキャベツ風リゾット

豚肉がNGなB型の体質に合わせて、ロールキャベツに一工夫。
ごはんを具にすれば、お肉なしでも腹もちバツグンな料理に！

266 Kcal/1人分

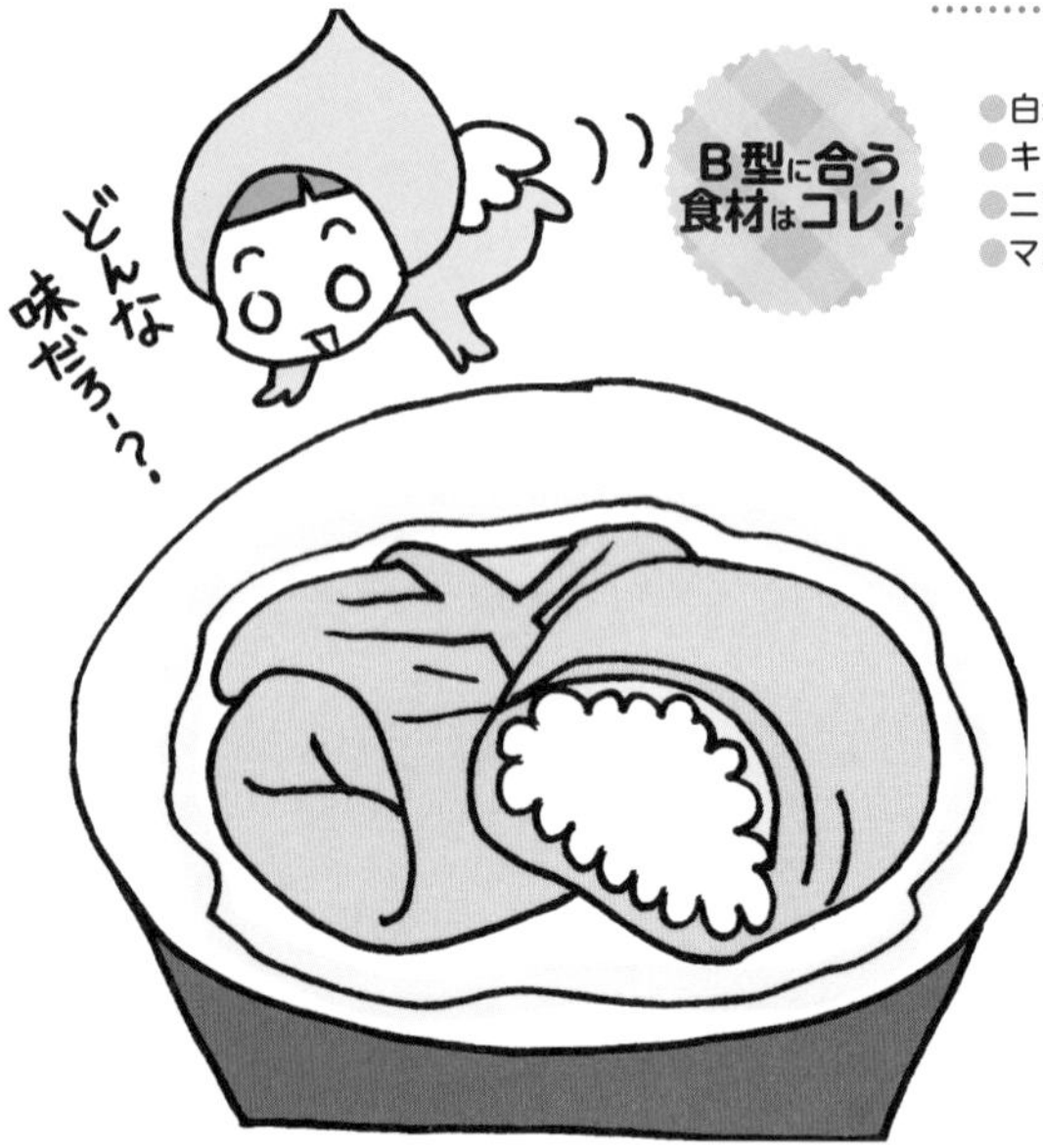

B型に合う食材はコレ！

- 白米
- キャベツ
- ニンジン
- マヨネーズ

材料（2人分）

キャベツ…4枚
ニンジン…10g
ごはん…200g
固形ブイヨン…2個
マヨネーズ…大さじ1
塩…少々
水…600cc

作り方

❶ キャベツは葉を外側から1枚ずつはがし、水洗いする。ニンジンはみじん切りにする。
❷ キャベツは沸騰した鍋に入れて30秒ほどゆで、水にさらす。
❸ ボウルに、ごはんとニンジン、マヨネーズを加えて混ぜ、塩で味を整える。
❹ ❷のキャベツの葉先側に❸をのせてくるくると巻き 、巻ききったら、バラけないよう爪楊枝で止める。
❺ 鍋に水とブイヨンを入れて火にかけ、ブイヨンが溶けたら❹を入れて5～10分煮込む。
❻ 皿に盛り、スープをかける。

血液型ごとに体にいい食材を使ったダイエットレシピを紹介！ 簡単にできるものばかりなので、ぜひ挑戦してみましょう。

体にいいイワシがメイン

イワシコロッケ

B型の体によく合うイワシにはDHA、EPA、不飽和脂肪酸など、体にいい成分がたっぷり。パセリでデトックス効果も！

B型に合う食材はコレ！

- イワシ
- キャベツ
- パセリ

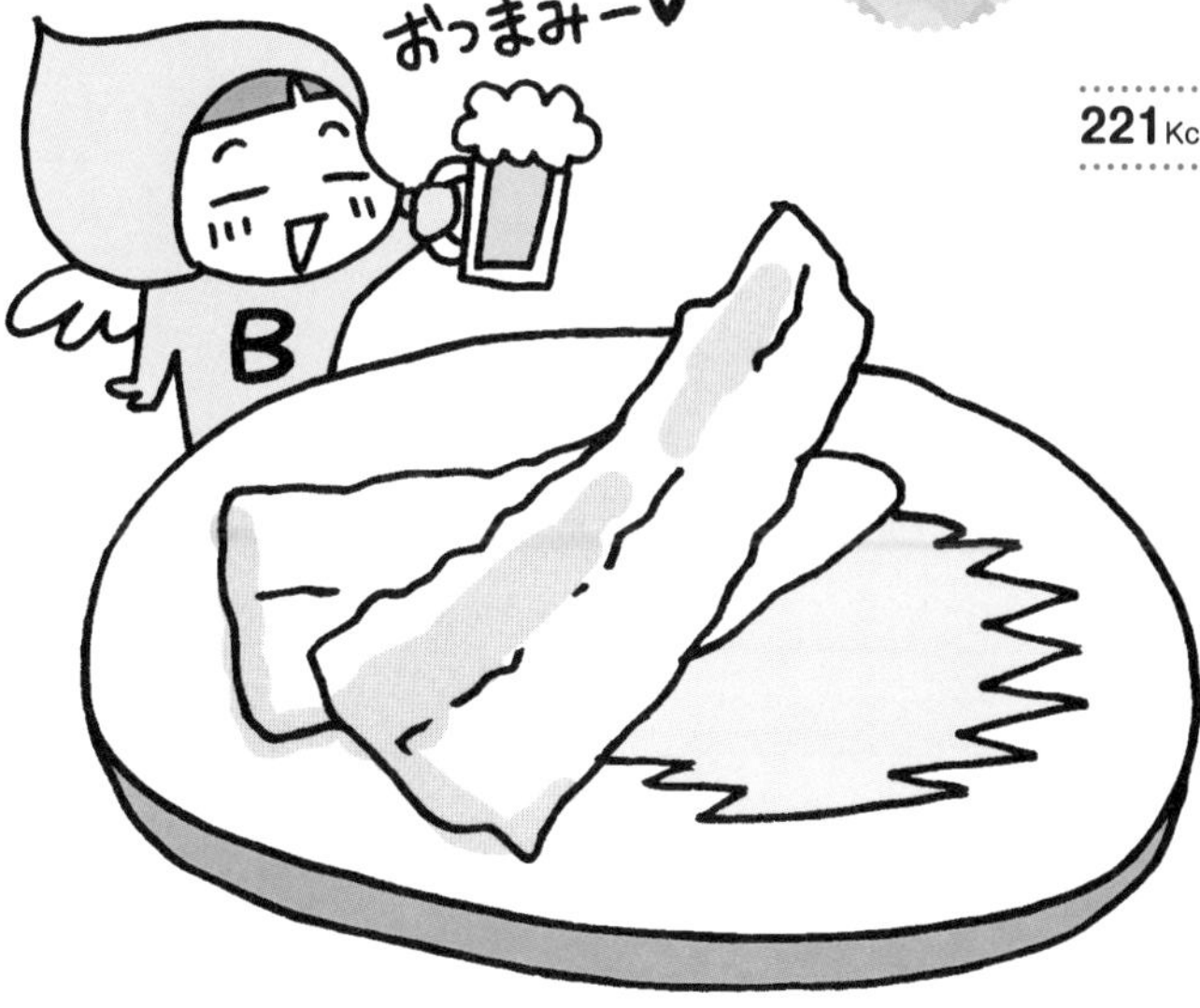

221 Kcal/1人分

材料(2人分)

イワシ…4尾
キャベツ…2枚
ジャガイモ…1個
卵…1/2個
パン粉…大さじ2
片栗粉…大さじ2
ドライパセリ…少々
塩…適量

作り方

❶ イワシは頭を取り、開いて内臓を取り出して塩(適量)をふる。
❷ キャベツは千切りにしておく。
❸ ジャガイモの皮をむいて8等分に切り、クシが通るくらいにやわらかくなるまでゆでる。
❹ 鍋から出した❷のジャガイモをつぶす。さらに塩とドライパセリを加えて混ぜ合わせ、マッシュポテト状にする。
❺ 開いたイワシの半面に❹を挟み、片栗粉、卵、パン粉の順につけて、170℃の油で揚げる。きつね色になったらでき上がり。
❻ 皿にキャベツの千切りを敷き、上に❺を盛る。

B型もOKのオリーブオイルで!

サケのホイル焼き

サケに油が苦手なB型にもOKなオリーブオイルで香りづけをし、ホイル焼きに。キノコ類を入れればさらに風味がアップ。

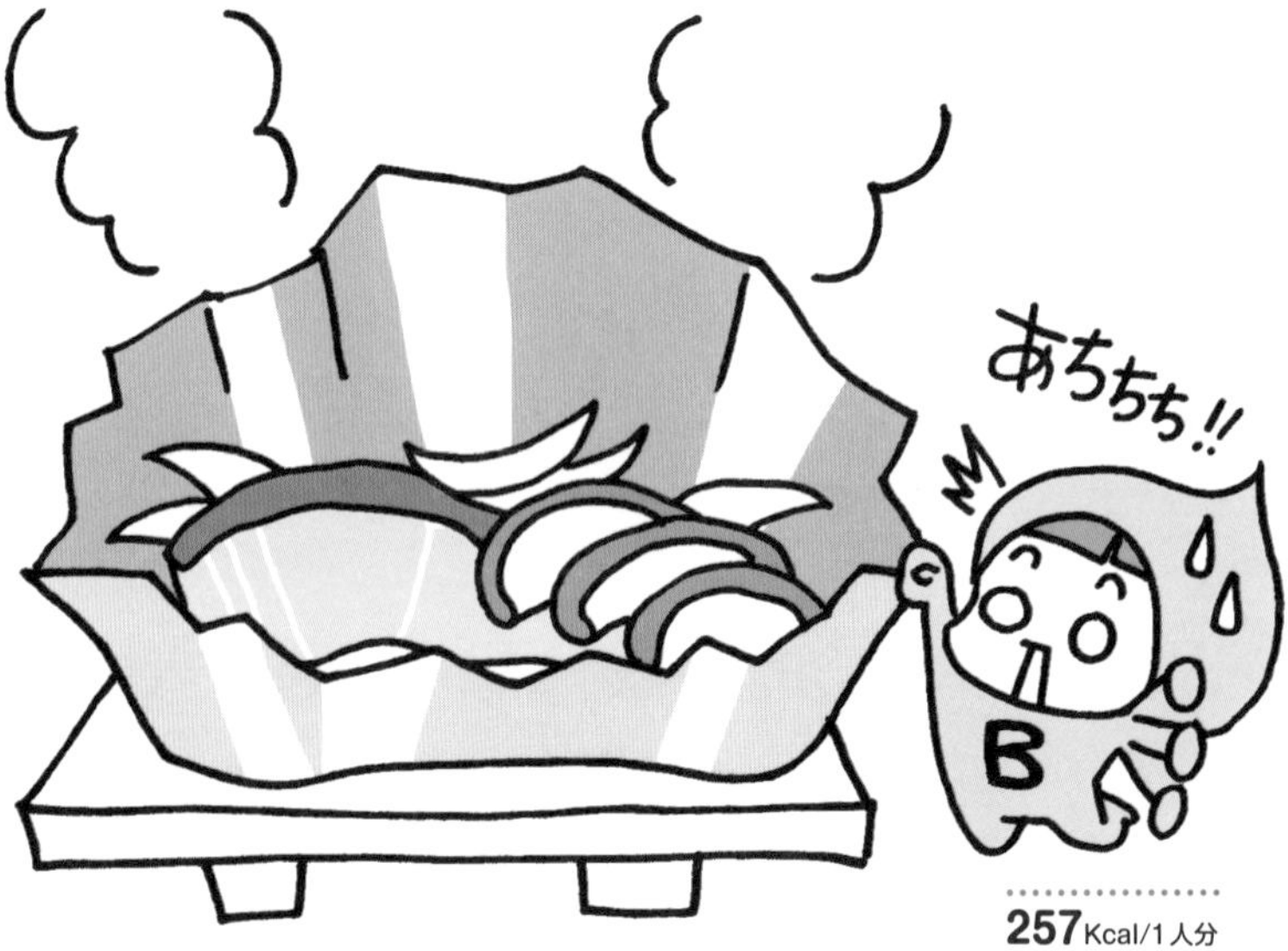

257 Kcal/1人分

B型に合う食材はコレ!

- サケ
- シイタケ
- オリーブオイル

材料(2人分)

サケ…2切れ
タマネギ…1/2個
シイタケ…4枚
オリーブオイル…大さじ1
塩…少々
コショウ…少々

作り方

❶ サケの両面に塩、コショウをふっておく。
❷ タマネギとシイタケは薄切りにしておく。
❸ 20cm角程度にカットしたアルミホイルの片面にオリーブオイルを塗る。タマネギ、サケ、シイタケの順にのせて、ホイルを閉じる。
❹ 熱したフライパンに❸をのせてフタをし、中火で7～8分焼く。
❺ 中を開いて焼けていたら皿にホイルごと盛りつける。

お餅とラム肉の大満足ドリア
ラムとサツマイモの餅ホワイトソースドリア

B型の体質によく合うラムと牛乳、ブロッコリーをメインに、さらにサツマイモやお餅を加え、ボリューム満点の一品に！

B型に合う食材はコレ！

- ラム
- 牛乳
- 白米
- サツマイモ
- ブロッコリー

655 Kcal/1人分

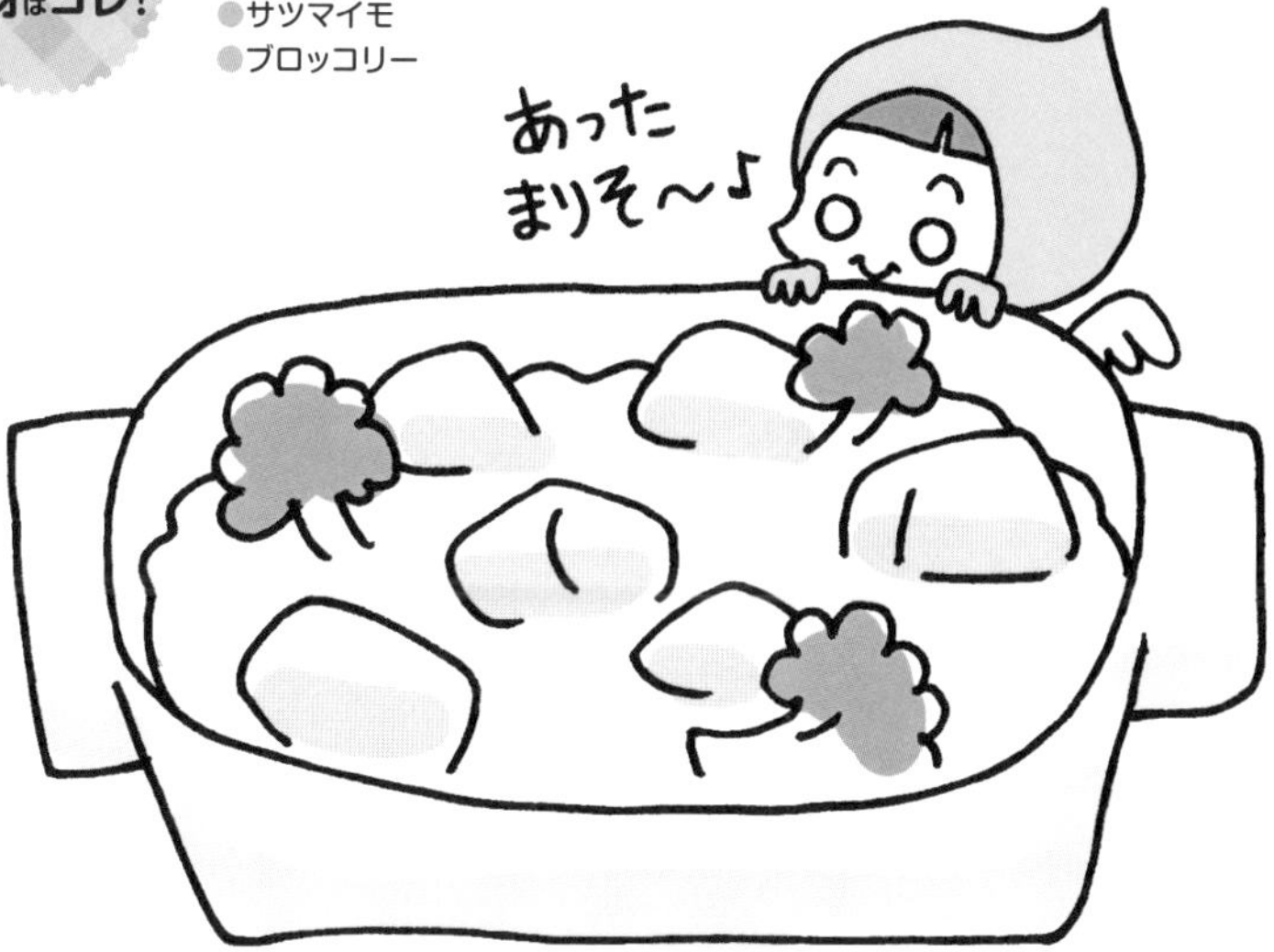

材料（2人分）

ラム…100g
タマネギ…1/2個
サツマイモ…50g
ブロッコリー…1/6株
餅…1個
ごはん…360g
牛乳…200cc
オリーブオイル…小さじ1
バター…小さじ3
固形コンソメ…1/2個
塩…少々

作り方

❶ ラムは一口大に、タマネギは薄く切る。
❷ サツマイモは1cm程度の角切りにし、ブロッコリーは小房に分け、それぞれ塩ゆでしておく。
❸ 餅は5mm程度に切っておく。
❹ フライパンにオリーブオイルを入れて熱し、タマネギを炒める。しんなりしたら、さらにラムを加える。
❺ 鍋に牛乳とバターを入れて温め、そこに❸を加えて、餅の塊がなくなるまでよくかき混ぜる。塊がなくなったら、固形コンソメと塩を加え、とろみがつくまでさらにかき混ぜる。
❻ 器にごはんを入れて❷と❹をのせ、上から❺をかける。
❼ ❻を200℃に余熱したオーブンに入れて10分焼き、こげ目をつける。

食欲がないときにも！

タイのひつまぶし風

体にいい油をたっぷりと含んだタイを使ってちょっと贅沢なひつまぶしに。最初はしょうゆで、次に緑茶をかけて味わうのがオススメ！

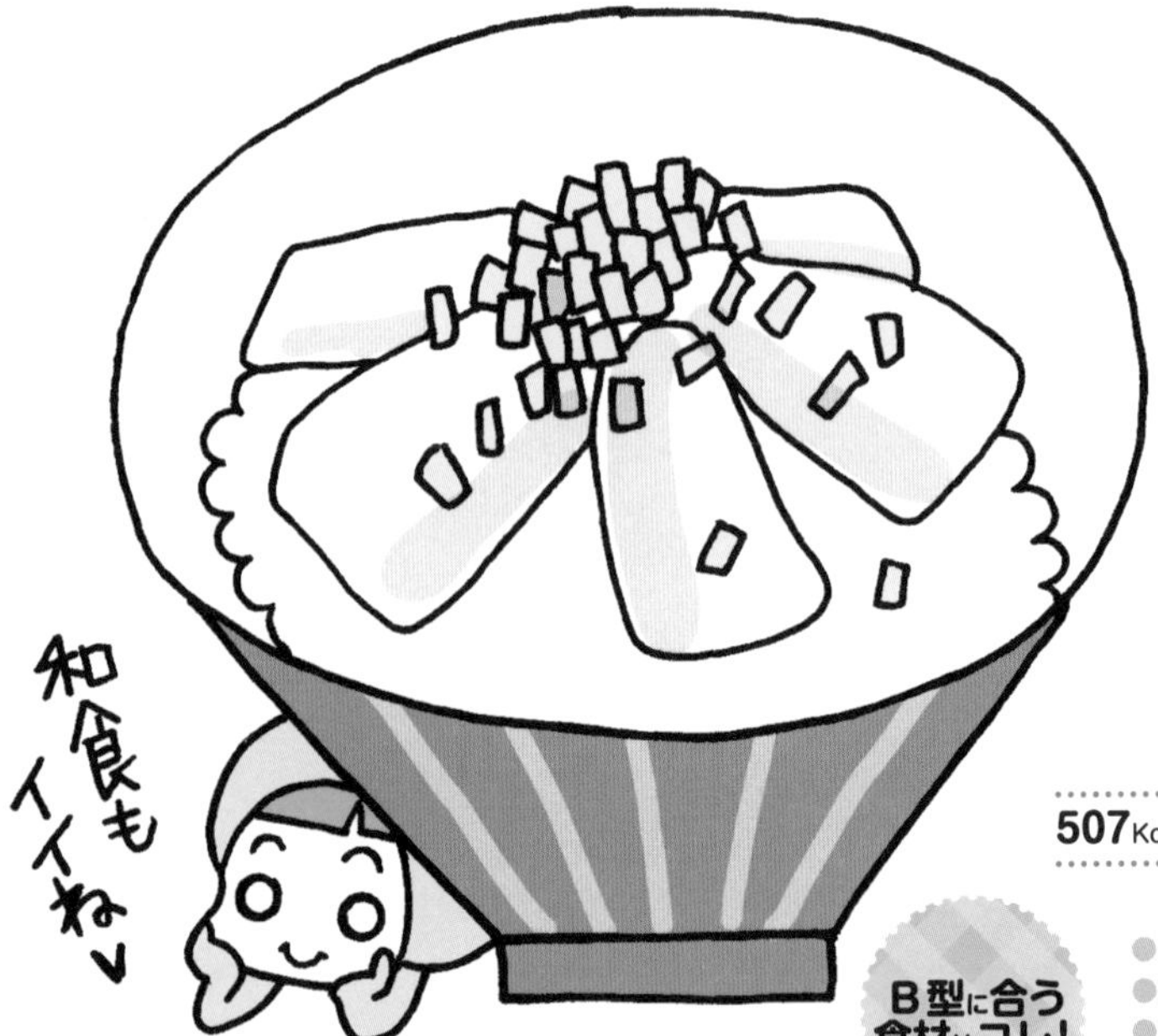

507 Kcal/1人分

B型に合う食材はコレ！

- タイ
- 白米
- ショウガ
- 緑茶

材料(2人分)

タイ…1柵
ショウガ…1片
小ネギ…適量
ごはん…400g
オリーブオイル…大さじ1
しょうゆ…適宜
緑茶…適宜

作り方

❶ タイは薄切りにして塩をふっておく。
❷ フライパンにオリーブオイルを入れて熱し、❶で切ったタイの半量をさっと焼く。
❸ ショウガは千切り、小ネギは小口切りにする。
❹ ボールにごはんを入れ、❸のショウガ全部、小ネギ半量を加えて混ぜた後、器に盛る。
❺ ❹のごはんの上に焼いたタイと生のタイを交互にのせ、上から小ネギを適量散らす。
❻ しょうゆと緑茶を添えてでき上がり。

B型にピッタリのさっぱりスイーツ！

パパイヤヨーグルト

フレッシュなトロピカルフルーツを、B型に合うヨーグルトにトッピングするだけの簡単デザート。バナナを加えて朝食にしても！

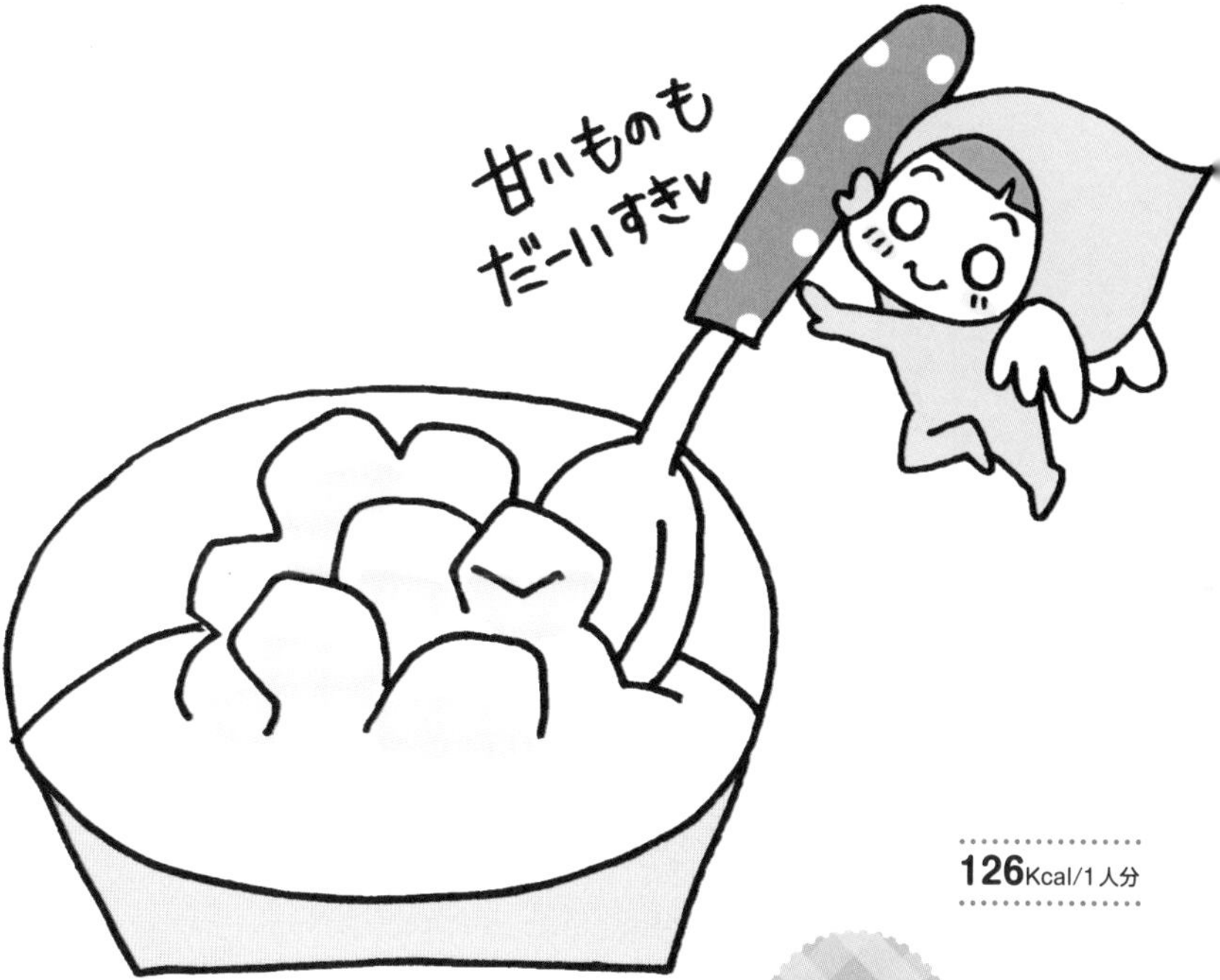

126 Kcal/1人分

B型に合う食材はコレ！

- パパイヤ
- ヨーグルト

材料（2人分）

パパイヤ…1/2個
プレーンヨーグルト…200g
レモン汁…大さじ1
ハチミツ…大さじ1

作り方

❶ パパイヤは種を取り、皮をむいて1cm角に切ってレモン汁をかけておく。
❷ ヨーグルトにハチミツを加えて混ぜる。
❸ 器に❷のヨーグルトを入れ、上にパパイヤを盛りつける。
※好みで上にミントを飾っても。

Column 2

B型さんにオススメのサプリメント

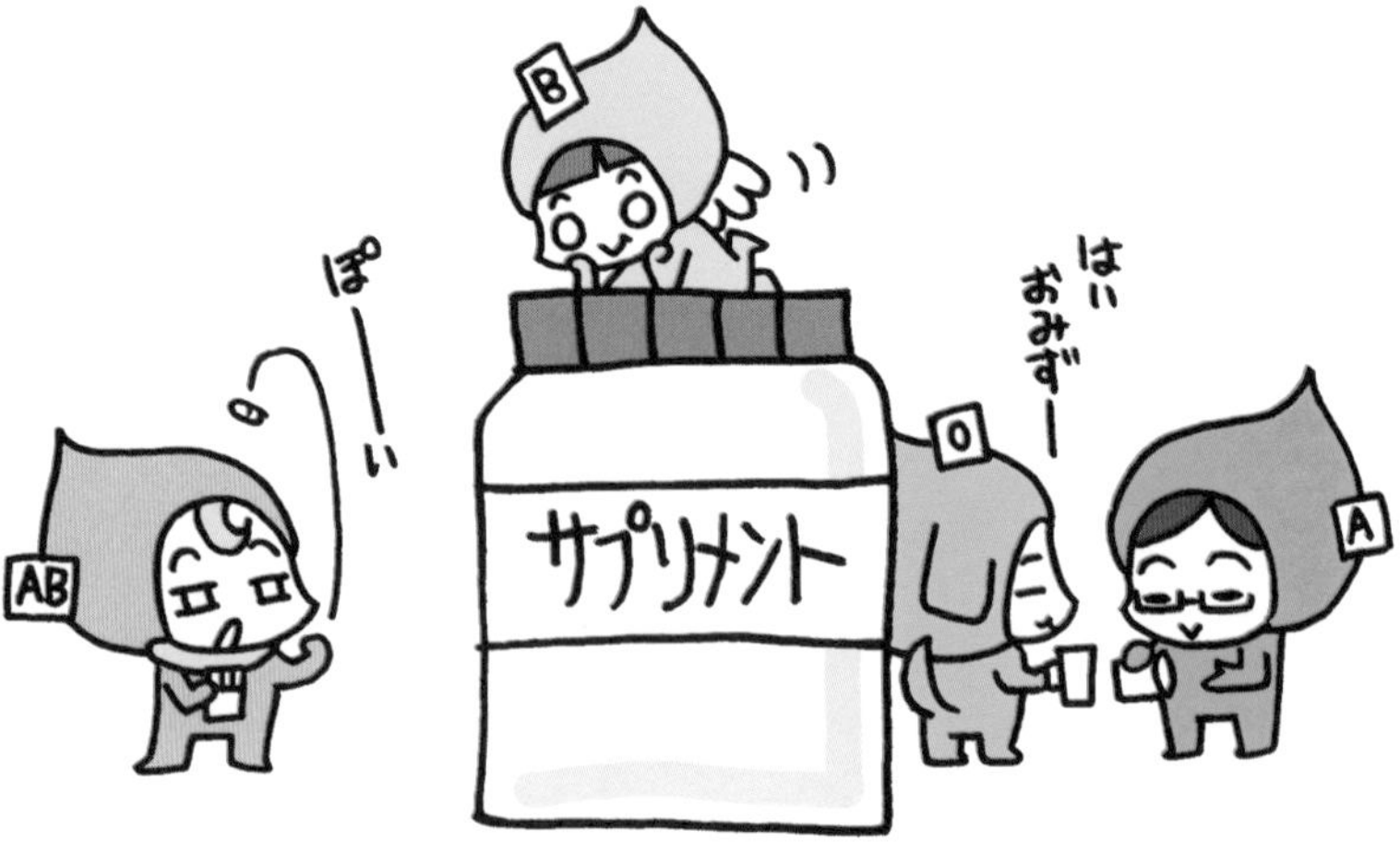

免疫力と糖代謝効率UPのサプリメントをとろう

B型は環境の変化に柔軟に対応し、バラエティに富んだ食品を摂取することができる血液型なので、正しい食生活を心がけていれば栄養の偏りは少ないかもしれません。しかし、普段の食事だけでは十分とは言えない栄養素もあります。特にウイルスに対する免疫力を強めるためにレシチンを、ダイエット中の糖代謝効率を高めるためにマグネシウムなどをサプリメントで補うとよいでしょう。

積極的にとりたいサプリメント

マグネシウム

にがりなどにも多く含まれるマグネシウムは、炭水化物の代謝を高める作用がある。

レシチン

免疫力を高めるレシチンは、大豆食品からとると太りやすくなるため、サプリメントで補給するとよい。

ビオチン

B型にとってビオチンは脂肪の代謝に必要な栄養素。血糖値を安定させる効果がある。

第4章

B型さんの生活習慣ダイエット

美しく痩せるためには、食事だけでなく生活習慣の見直しも重要です。規則正しい生活を心がけることはもちろんですが、より健康的に過ごすためのヒントが、血液型にあります。

check!!

B型さんの生活ってこんなふうになりがちだけど…

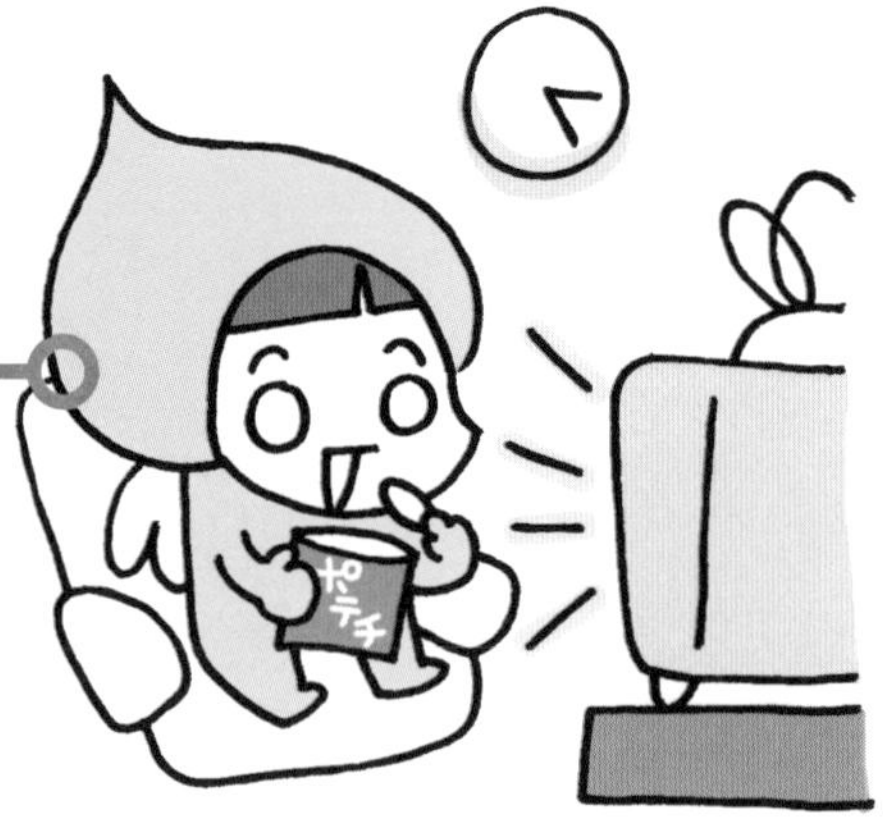
ポテチ

Life style

ルールを決めずに
気分で行動

▶ 詳しくは P71へ！

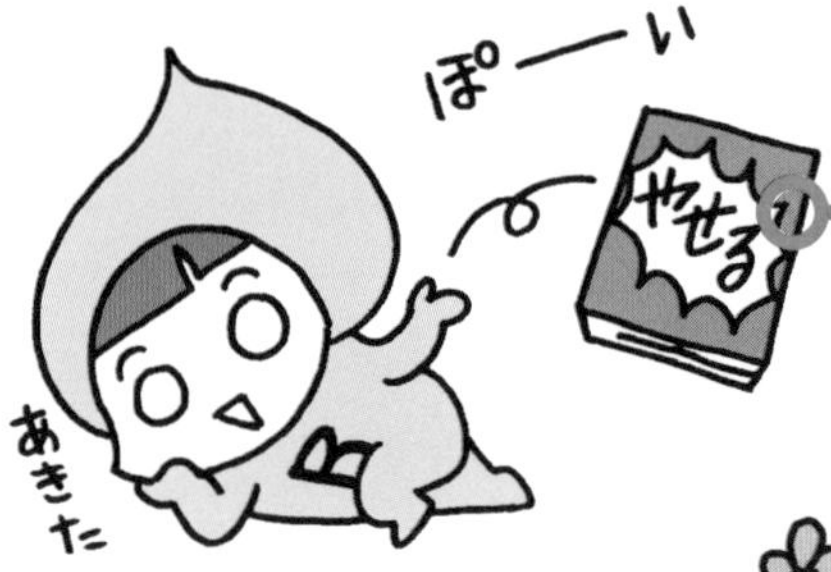
ぽーーい
やせる!!
B
あきた

Exercise

やると決めても三日
坊主で長続きしない

▶ 詳しくは P72へ！

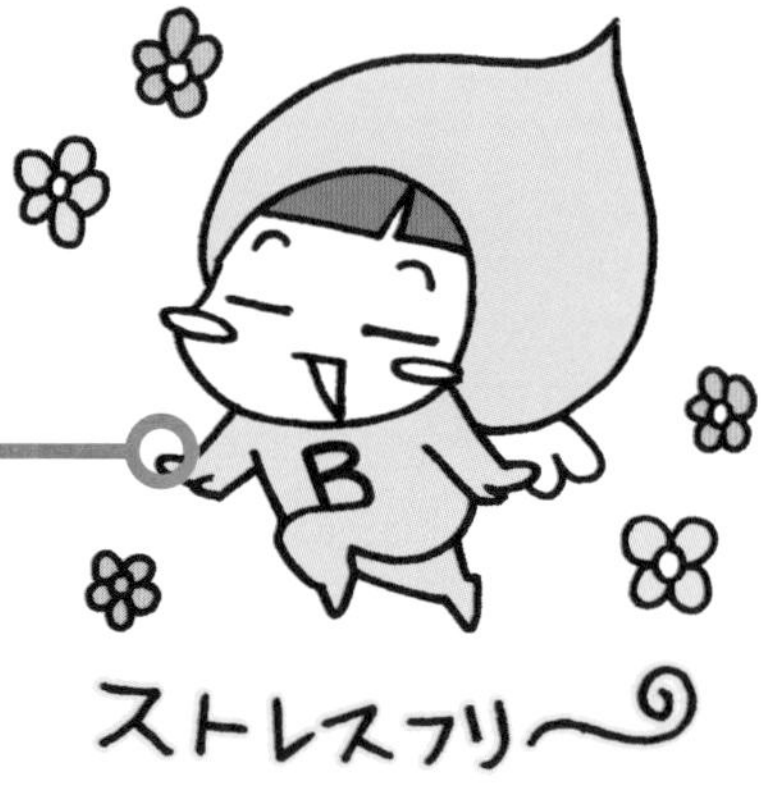
B
ストレスフリ〜

Stress

ストレスを
ため込みにくい

▶ 詳しくは
P76へ！

B型さんのダイエット生活はこうしよう

ついついやってしまいがちな日常のちょっとした習慣。もしかして、自分の血液型には悪い影響があるかも?

Q B型さんのダイエットの心得

▶こまめに栄養補給をしよう A

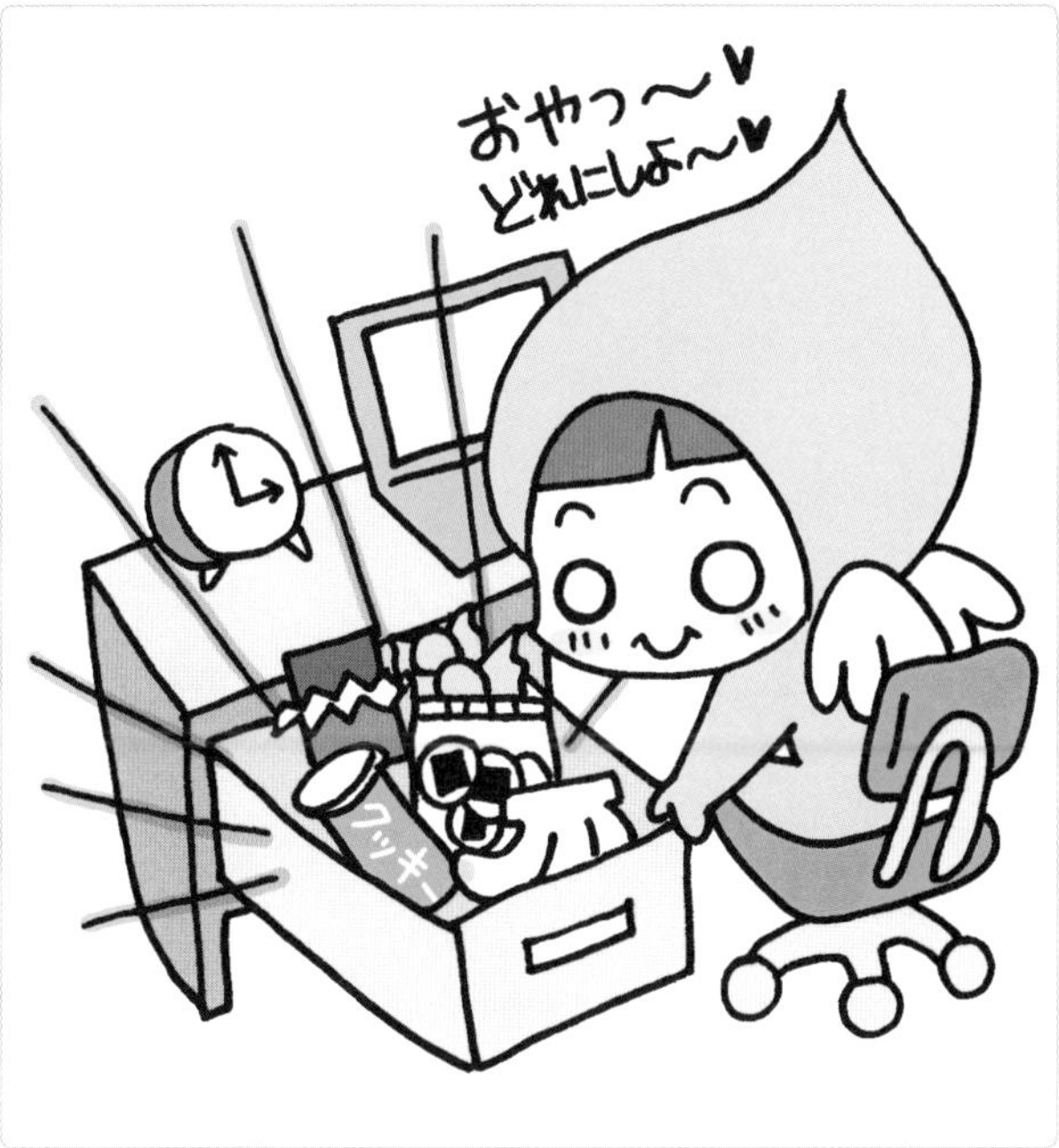
おやっ〜♥
どれにしよ〜♥
クッキー

睡眠も食事も十分にとること

気分屋なところがあるB型は、生活のリズムが不規則になりがち。つい夜更かしをしてしまうことも多いので、早く寝ることを心がけて、睡眠は十分にとるようにしましょう。

また、血糖値が下がりやすく、疲れやすいB型は、食事を抜いたり、空腹の時間が長く続いたりすると、身体的にも精神的にもストレスがたまっていきます。そのため、三度の食事はきちんととって、こまめに栄養補給をするようにしてください。

B型さんにおすすめのエクササイズ

効果的なエクササイズも血液型ごとに異なります。自分に合うスポーツを取り入れれば、より効率的にメリハリボディに！

Q B型さんにぴったりなのは？

▶楽しみながら行える飽きのこないスポーツ A

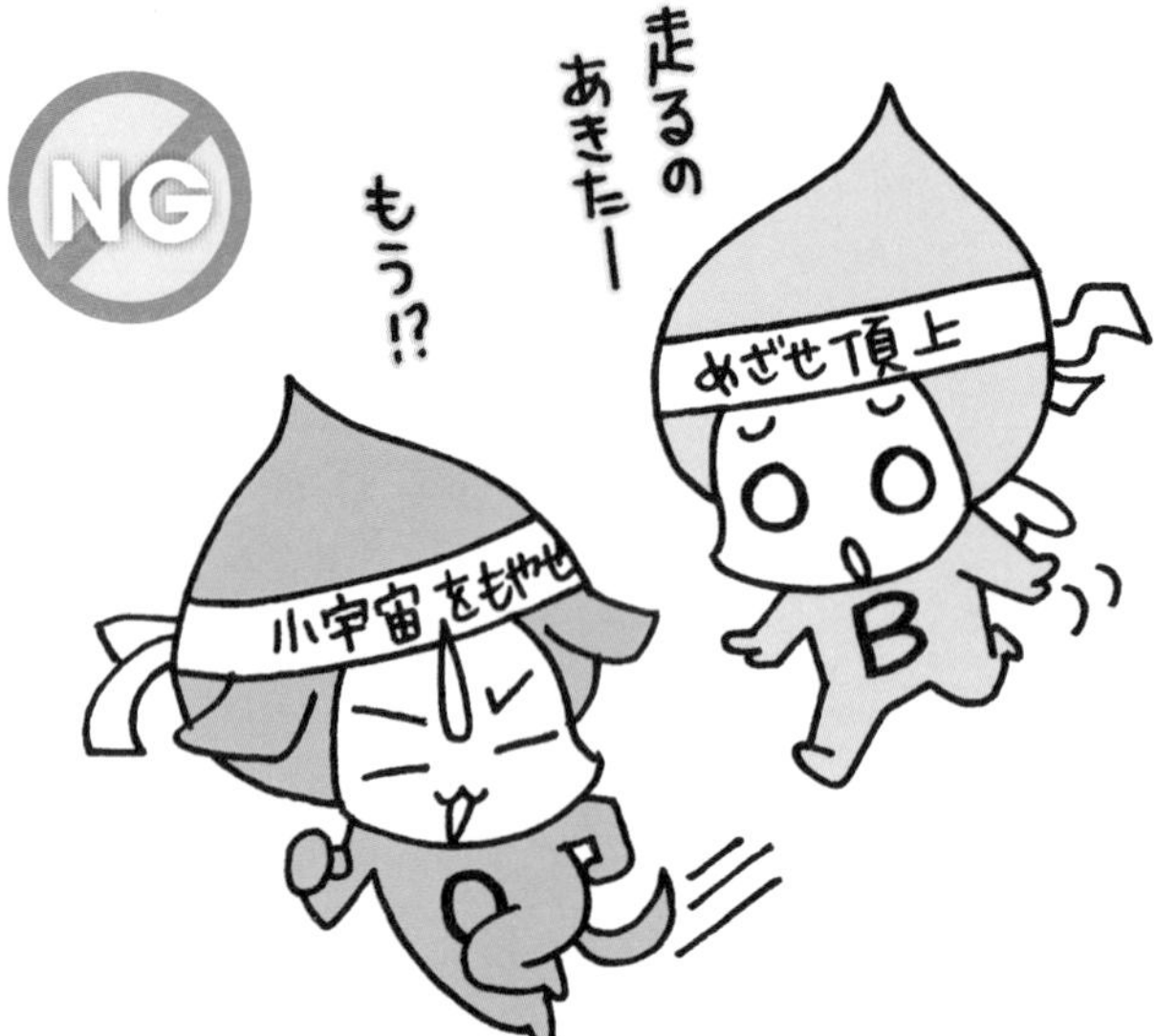
NG
走るのあきたー
もう!?
めざせ頂上
小宇宙をもやせ
B

水分補給はこまめに！

B型にとって運動中の水分補給は非常に大切です。ただし砂糖を多く含んでいるスポーツドリンクではなく、日本の軟水のミネラルウォーターを選ぶようにしましょう。

心と体に効く運動がB型の体調を整える

食べ物と同時にエクササイズにも気を遣うことで、遊牧民族のようにしなやかな筋肉がつきやすいのがB型です。

低血糖になると体がどっと疲れたり、気分が浮き沈みしがちなB型には、単調で苦しいスポーツはあまりおすすめできません。楽しみながら体を鍛えられるスポーツが合っています。また、激しい運動とゆったりした運動をうまく組み合わせた、心と体に効くスポーツも効果的と言えるでしょう。

B型さんにおすすめのスポーツはコレ！

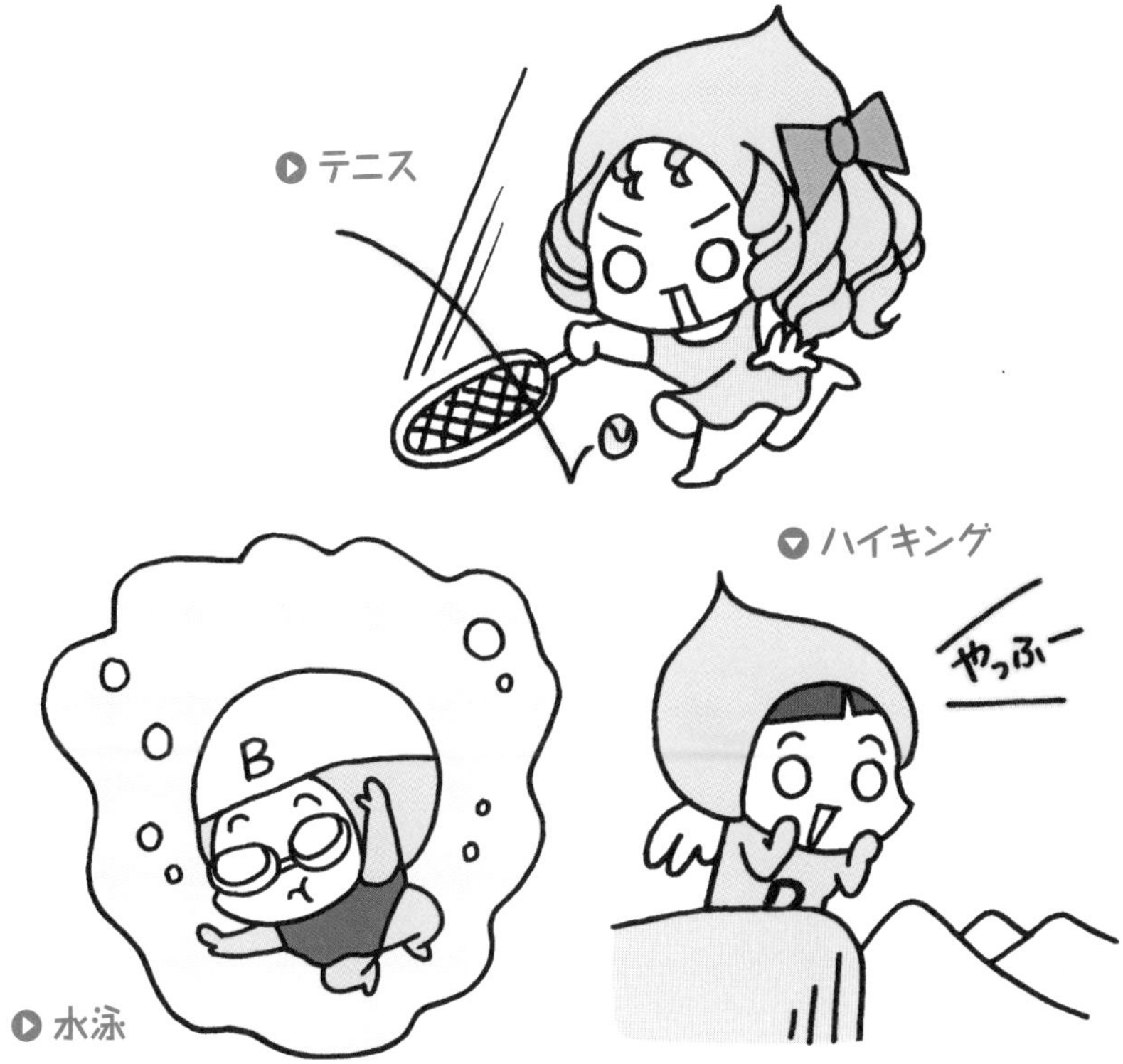

心も体も元気になれるスポーツをしよう

　楽しんで行えるスポーツの中でも、特に「テニス」はおすすめです。構えて、走って、ボールを打つ。この強弱が心地よい刺激となり、体を活性化させてくれるでしょう。

　また、風景を楽しみながら筋肉を動かすことで、心も体もリフレッシュできる「サイクリング」や「ハイキング」なども、B型向き。その他にも、自分自身が楽しめる運動を探してやってみるのもいいでしょう。

　例えば、ジムに通ってやるなら「エアロビクス」や「水泳」もおすすめです。水中でウォーキングするだけでも全身運動となり、よい効果が期待できます。

エクササイズの効果を高めるダイエットストレッチ

エクササイズを行うと同時に、固まった体をほぐすストレッチを取り入れてみましょう。すべての血液型に有効です。

ストレッチで脂肪燃焼 太りにくい体をつくる

自分の血液型に合った食生活をすれば、体中の細胞が活性化され、余計な脂肪が排出されていきます。その動きをさらに活発にするために、「腰椎《ようつい》エクササイズ」を行いましょう。

ダイエット効果抜群のこのエクササイズは、関節を伸ばし、筋肉を伸び縮みさせるストレッチ運動です。このストレッチ運動は、代謝を高め、太りにくい体をつくるのに有効です。また、スポーツ前の準備運動としても、すべての人におすすめできます。

6カウントストレッチで体を伸ばそう!

1

足を開いて立ち ゆっくり前屈

両足を肩幅よりも少し広めに開いて立った状態から、ゆっくりと前屈します。

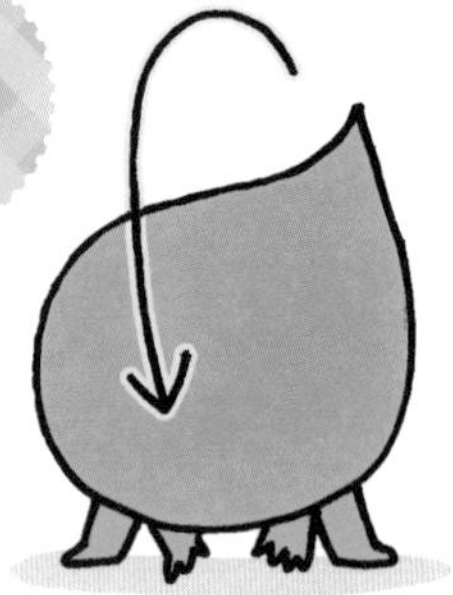

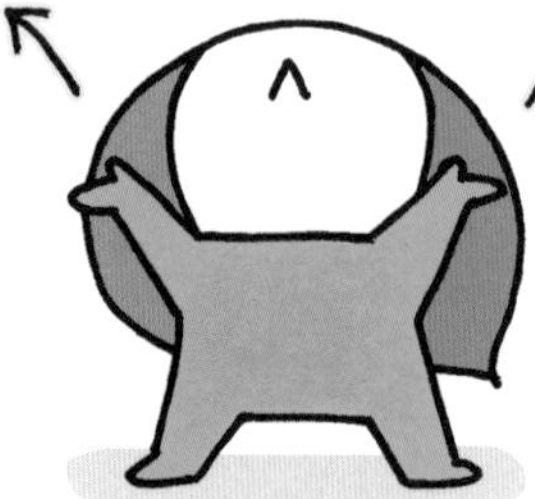

2

両手を上げて 体を反らす

1の状態から、そのままゆっくりと両手を上げ、体をできるだけ後ろへ反らします。

3 片手を上げて横に反る

片手を腰に当て、もう片手は上げて耳につけて、そのまま体を横に倒します。反対側も同様に。

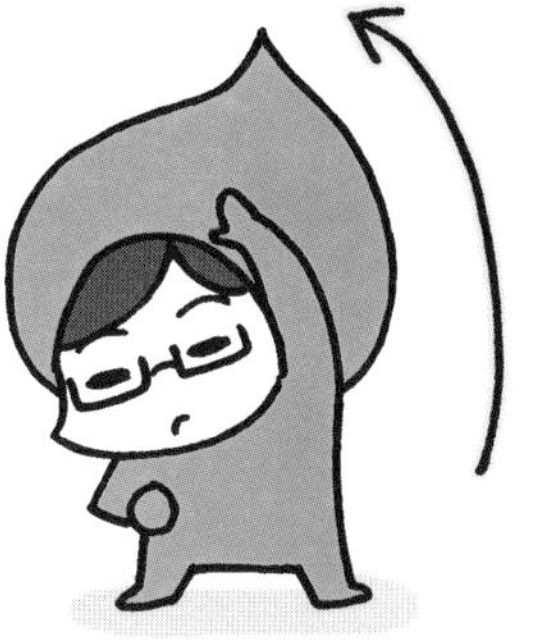

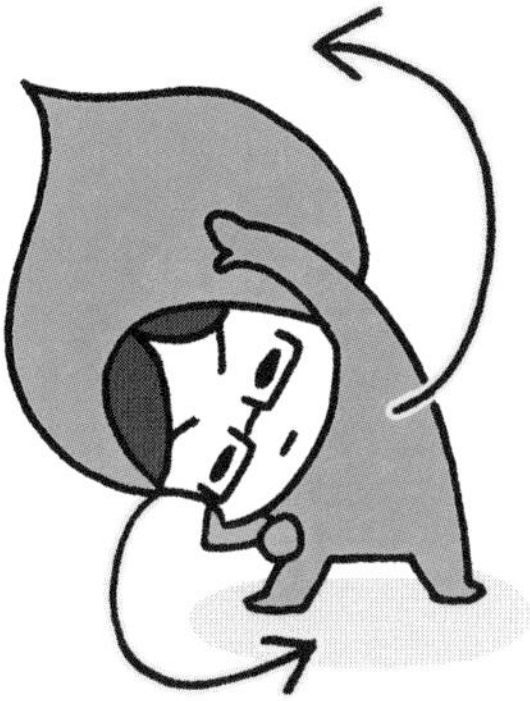

4 腰をひねり体を斜め前に倒す

片手を腰に当て、もう片手は上げて耳につけます。手を当てたほうの腰を45度前にひねり出し、同時に体を斜め前方にひねり倒します。反対側も同様に。

5 腰をひねり体を斜め後ろに倒す

片手を腰に当て、もう片手は上げて耳につけます。手を当てた方の腰を45度後ろにひねり出し、同時に体を斜め後方にひねり倒します。反対側も同様に。

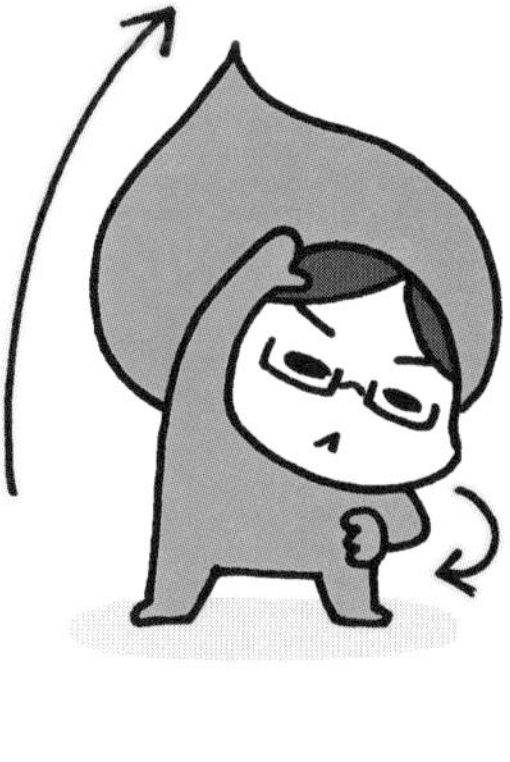

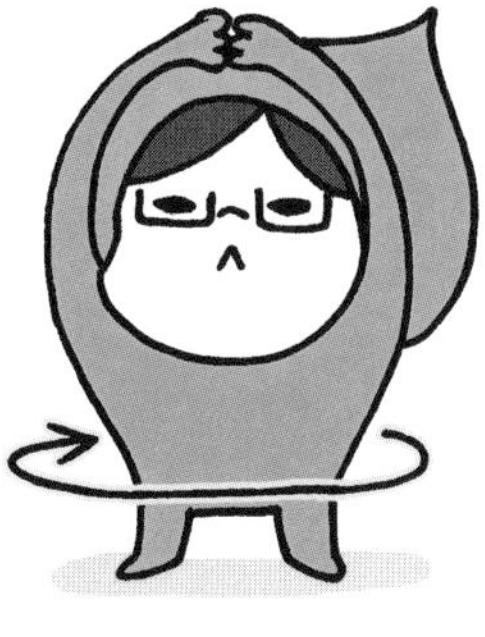

6 上半身を左右に回す

両手を頭の上で組み、上体をぐるりと右に回します。反対側も同様に。

B型さんのストレス解消法

ストレスもダイエットの大きな敵。上手に解消するためのカギもやはり血液型にあります。まずは自分のストレスの見極めを。

Q B型さんのストレスの感じ方は？

A ストレスを感じにくく柔軟に対応できる

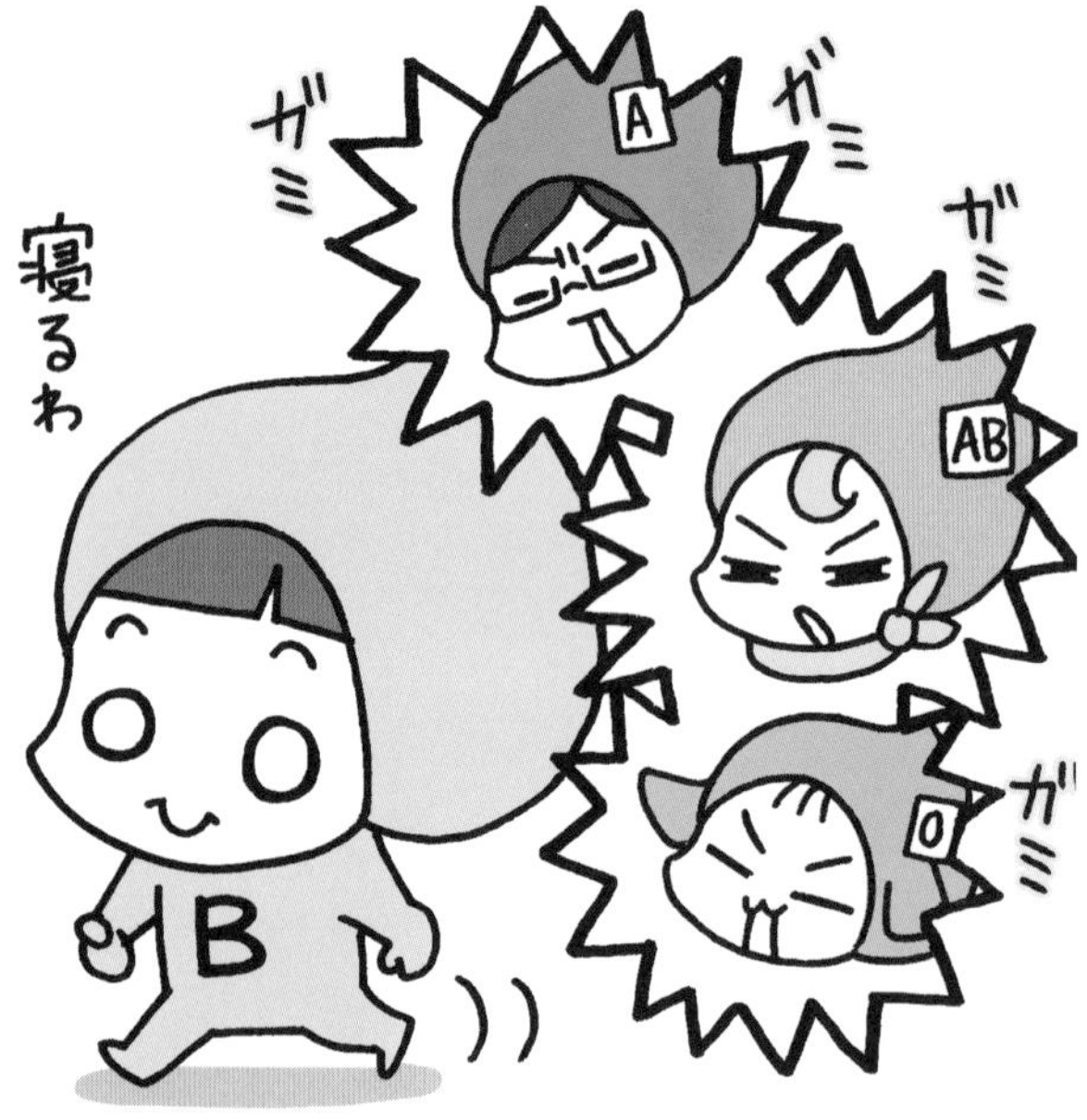
寝るわ
ガミ
A
ガミ
ガミ
AB
O
ガミ
B

ダイエットの敵は3つのストレス

ストレスには「化学的ストレス」「構造的ストレス」「精神的ストレス」があります。そして、この3つのストレスこそが「ダイエットの敵」なのです。

「化学的ストレス」は、体を構成する化学的成分が偏ってしまうことで起こります。体に合わないものを食べていると知らないうちに「化学的ストレス」がたまり、体の不調や肥満の原因となります。これを解消してくれるのが、これまで紹介した血液型別の食事法です。

B型さんにおすすめのストレス解消法

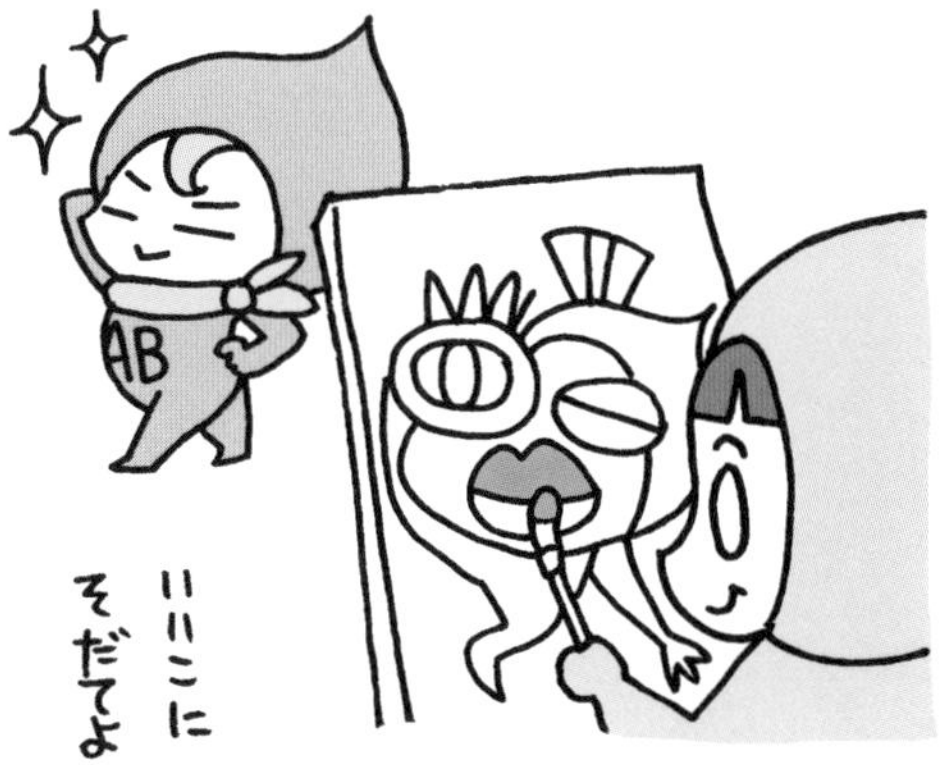

▶絵や音楽などの創作活動をする

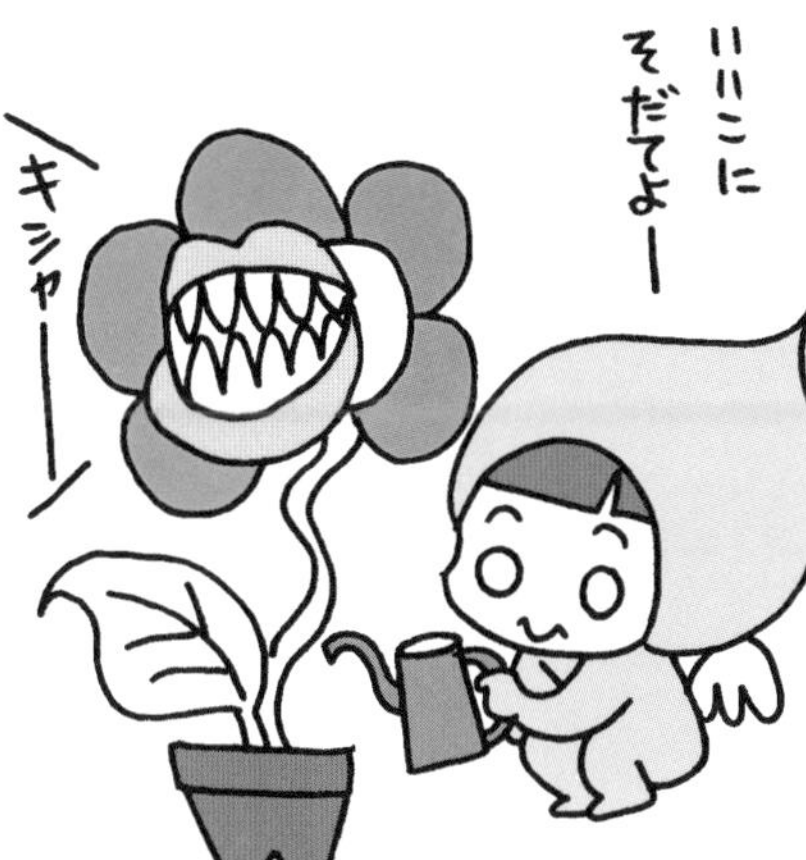
いいこにそだてよー
キシャーー

◀趣味をとことん極める

趣味を楽しむこともダイエット成功のカギ

2つめの「構造的ストレス」は、ギックリ腰やムチウチ症など、骨や筋肉などの構造的バランスの崩れが原因。予防にはストレッチで正しい姿勢をつくることが有効です。3つめの「精神的ストレス」は、人間関係や生活の中で感じるイライラやプレッシャーから生じます。これは、エクササイズや趣味で解消するのが効果的。しかし、B型はもともとストレスに柔軟に対応できるタイプです。ことさらストレス解消に努める必要はありません。本来のクリエイティブな才能を活かし、普段の生活の中で自分が好きなこと、得意なことを楽しむとよいでしょう。

Column
3

みんなのダイエット報告会

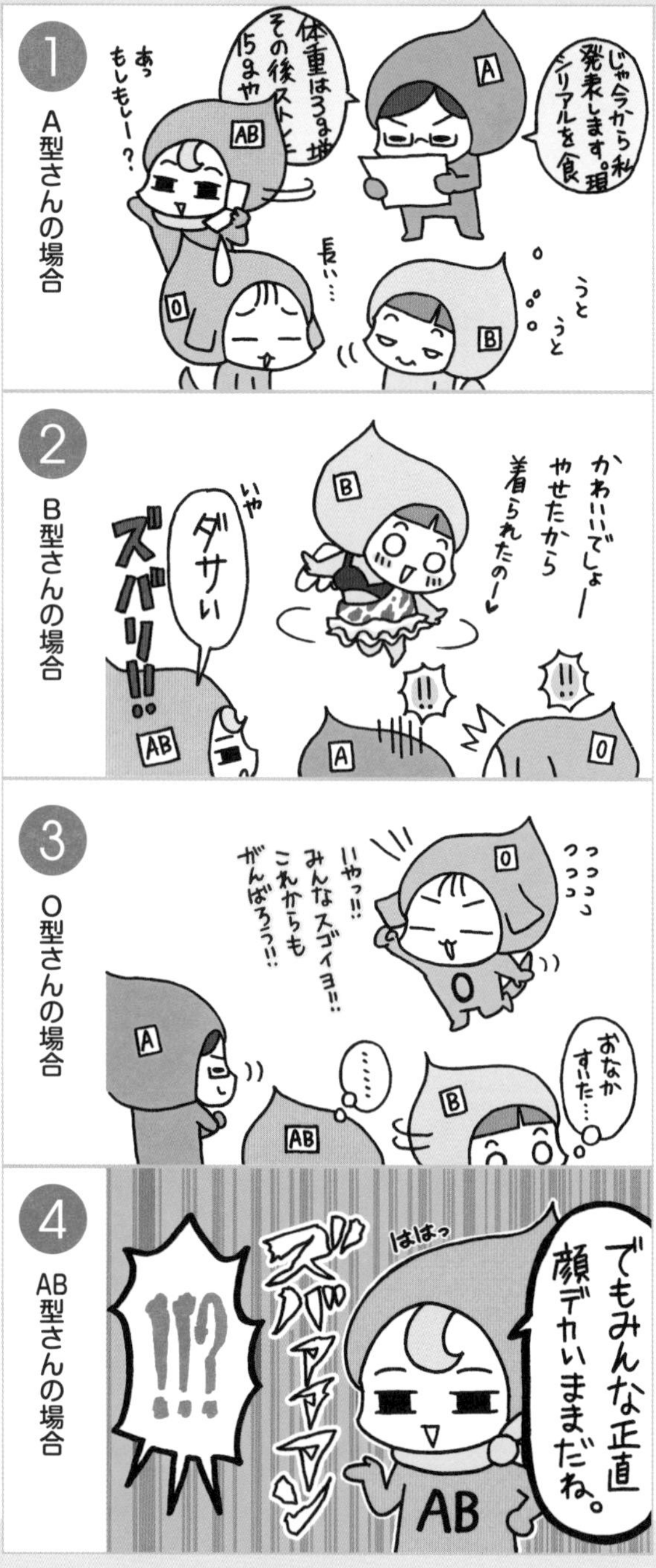
1
A型さんの場合
じゃ今から私発表します。現
シリアルを食
体重は3kg増
その後スト
15kgや
あっもしもしー？
長い…
うとうと
2
B型さんの場合
かわいいでしょー
やせたから着られたのー
いや
ダサい
ズバリ!!
!!
!!
3
O型さんの場合
っっっっっっっ
いやっ!!
みんなスゴイヨ!!
これからもがんばろうっ!!
……
おなかすいた…
4
AB型さんの場合
ははっ
でもみんな正直
顔デカいままだね。
ズバァァァン
!!?

ダイエット成功！

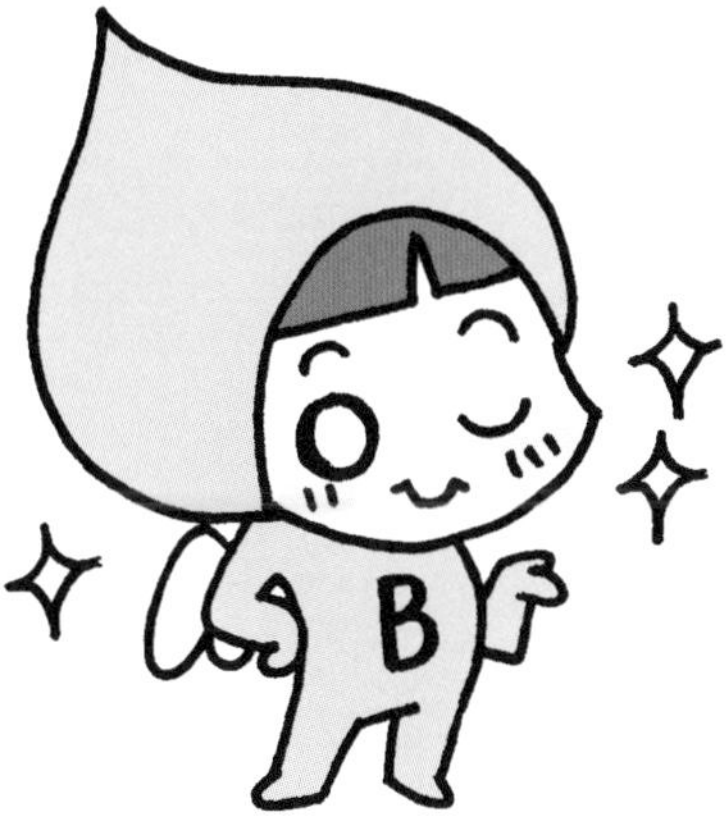

著者紹介

中島旻保（なかしま・ふみやす）

1949年、富山県生まれ。中島カイロプラクティックセンター院長、日本統合医療学会代議員、臨床ゲノム医療学会ゲノムドクター認証医。米国アイオワ州パーマーカイロプラクティック大学にて、基礎医学から小児科学、産婦人科学、心理学まで幅広く習得。その後、臨床診断学、X線学を専攻し、独自の自然医療を確立する。現在、米国連邦政府公認ドクターオブカイロプラクティック（D.C.）として診療を行う傍ら、講演や雑誌、書籍の執筆、メディアへの出演など幅広く活躍中。著書に『O型は深夜に焼肉を食べても太らない?』（講談社+α新書）など。

スタッフ

イラスト　**アサイチエ**
装丁　**鈴木大輔・江崎輝海（ソウルデザイン）**
本文デザイン・DTP　**伊藤えりか、末永彬子（ライラック）**
レシピ監修　**上野穂奈美**
編集協力　**小酒真由子**
株式会社KWC

本書の内容に関するお問い合わせは、お手紙かメール（jitsuyou@kawade.co.jp）にて承ります。恐縮ですが、お電話でのお問い合わせはご遠慮くださいますようお願いいたします。

参考文献

前川輝光『血液型人間学 - 運命との対話』（松籟社）1998年／ D・D・パーマー『Nutritional Science Notebook』（Palmer College of Chiropractic）1975年／ピーター・J・ダダモ『ダダモ博士のNEW血液型健康ダイエット』（集英社文庫）2004年／藤田紘一郎『血液型の科学』（祥伝社）2010年／三輪史朗『血液とからだ』（創元社）1981年

新装版　血液型ダイエット
B型さんダイエット

2012年12月30日　初版発行
2020年1月30日　新装版初版発行
2020年8月20日　新装版2刷発行

著　者　**中島旻保**
発行者　**小野寺優**
発行所　**株式会社河出書房新社**
〒151-0051　東京都渋谷区千駄ヶ谷2-32-2
電話　03-3404-1201（営業）／03-3404-8611（編集）
http://www.kawade.co.jp/

印刷・製本　**図書印刷株式会社**

Printed in Japan
ISBN978-4-309-28777-5

*本書は2012年12月に小社より刊行いたしました、同タイトルの書籍の新装版です。